Fast Facts for STROKE CARE NURSING
An Expert Guide in a Nutshell

脑卒中临床护理实践手册

〔美〕凯西·J.莫里森　编著

李冬梅　毛更生　主译

高艳红　管晓萍　主审

U0339215

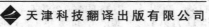

天津出版传媒集团

天津科技翻译出版有限公司

著作权合同登记号:图字:02－2015－151

图书在版编目(CIP)数据

脑卒中临床护理实践手册／(美)莫里森(Morrison, K.J.)编著;李冬梅等译.—天津:天津科技翻译出版有限公司,2015.11

书名原文:Fast Facts for Stroke Care Nursing:An Expert Guide in a Nutshell

ISBN 978－7－5433－3556－1

Ⅰ.①脑… Ⅱ.①莫… ②李… Ⅲ.①脑血管疾病－护理 Ⅳ.①R473.5

中国版本图书馆 CIP 数据核字(2015)第 255997 号

授权单位:Springer Publishing Company, LLC.
出　　版:天津科技翻译出版有限公司
出 版 人:刘 庆
地　　址:天津市南开区白堤路 244 号
邮政编码:300192
电　　话:022－87894896
传　　真:022－87895650
网　　址:www.tsttpc.com
印　　刷:天津市蓟县宏图印务有限公司
发　　行:全国新华书店
版本记录:850×1168 32 开本 7.25 印张 200 千字
　　　　　2015 年 11 月第 1 版 2015 年 11 月第 1 次印刷
　　　　　定价:38.00 元

(如有印装问题,可与出版社调换)

译者名单

主译:李冬梅　毛更生
主审:高艳红　管晓萍
译者:(按姓氏笔画排序)

王长虹	王永丽	王淑元	甘慢慢
代静宇	付丹丽	冯春浩	冯艳梅
刘兵	闫金慧	许亚娟	芦雪
李宁	李娜	李指南	吴婷婷
宋月娇	张惠子	陈兰兰	陈佳欣
陈春红	郑新愿	孟晗	赵海萍
胡静	贾培林	夏佳	高微
郭江凤	崔凤娇	梁雪飞	韩玉婷
韩婷婷	景玉双	滕飞	

作者简介

凯西·J.莫里森(Kathy J. Morrison)是一名神经科认证护士,同时也是卒中认证护士,曾荣获著名的宾夕法尼亚州临床护理南丁格尔奖。作为宾夕法尼亚州赫尔希医学中心的卒中项目主管,她负责卒中医疗的各个方面,从入院前一直到门诊随访阶段。凯西帮助宾夕法尼亚州赫尔希医学中心取得了联合委员会综合卒中中心的认证,并在认证过程中辅导了很多卒中项目协调员。她是联合委员会综合卒中中心认证标准专家组的成员。

莫里森女士在护理杂志发表了多篇文章,并为神经科护理教学编著教科书。除了参加全国范围内的卒中会议外,她还积极参与社区卒中筛查和宣传讲座,并促成建立区域性卒中幸存者支持团体。她在2010年建立了宾夕法尼亚州卒中协调员组织。她是美国心脏协会卒中委员会的成员,同时也是萨斯奎汉纳谷美国神经科护士协会的理事。

谨以此书献给我的丈夫 John，感谢他的支持、鼓励和无限的包容。

—Kathy J. Morrison

感谢我所有的家人对我和我的事业一贯的支持。

—Susan J. Pazuchanics

贡献者

Susan J. Pazuchanics, MSN, RN, CCRN, RN-BC
临床护理教学人员
神经重症监护室
宾夕法尼亚州赫尔希医学中心
宾夕法尼亚州,赫尔希镇

中文版序言

卒中已成为我国国民第一位的疾病死亡原因。全国每年脑卒中新发病例约250万,每年死于脑血管病的人数超过150万。约有3/4的脑卒中幸存者不同程度地丧失劳动能力,所造成的神经损伤持续终身,给社会、家庭造成巨大的经济负担和精神痛苦。

卒中的相关诊疗发展迅猛,新的治疗理念、新的临床问题层出不穷,对医疗和护理人员都提出了更高的要求和挑战。我们应该清楚地认识到护理工作在整个卒中治疗体系中的重要地位,护理水平的高低可以直接影响患者的预后情况。这就意味着我们传统意义上的大而全的护理模式无法满足卒中这种单病种的专科专病的护理要求,提高护士对卒中的认识和卒中相关的护理知识是十分重要的。

目前,为了能够更好地救治卒中患者,在一些大的医疗中心已经建立了卒中单元,专病专治,极大地提高了卒中患者的救治水平,但更多的医疗中心在卒中专科护理方面仍大大滞后,我想这对每个护理工作者来说都任重道远。

　　李冬梅护士长长期工作在临床一线，致力于卒中专科护士的培养，为卒中单元培养了大量的高水平护理人才，《脑卒中临床护理实践手册》这本护理专著一方面促进了整个护理团队水平的提高，同时也是这个年轻而富有朝气的集体一次展示。我向大家推荐这本难得的卒中护理专著，也希望此书能够进一步推动卒中护理的专科化，为更多的卒中患者造福。

高素红

2015 年 10 月 17 日于北京

中文版前言

　　我和我的护理团队长期以来致力于提高卒中患者的护理水平,希望他们能更早、更快地返回家庭和社会。但由于卒中的病因及病情多变,常常会在护理工作中出现这样或那样的新情况、新问题,让我和我的团队倍感压力。一次偶然的机会,我读到了凯西・J.莫里森(Kathy J. Morrison)的这本新著,犹如为我打开了一扇窗,工作中困扰我的很多疑惑都烟消云散,同时也带给我对卒中护理新的启示和思考。

　　整本书中涵盖了卒中医疗的病理生理、治疗进展、护理及预防,是一本基于循证医学的专科护理专著。书中突出了护理工作在卒中整个治疗体系中的重要地位,让我们认识到护理工作不应是医疗的附属,而是与医疗并驾齐驱,彼此合作,不可取代。因此,对护士角色提出更加明确、高层次的要求。只有全面掌握卒中的相关知识,才能提供更有针对性的护理措施,突出专科性、专业性、科学性,为更多的患者造福。

　　我决定和我的团队一起学习这本专著,并在学习的过程中将它翻译出来，以期能与各位同道和感兴趣的读者一同分享。翻译过程中感谢我的家人和朋友对我的理解和支持，也感谢我年轻而富有进取精神的护理团队的努力付出，但译者水平有限，望同道和广大读者多加批评指正。

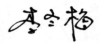

2015 年 10 月 17 日于北京

序　言

卒中已成为美国第四大致死和致残病因。随着老龄化人口增多,将会有越来越多的患者因卒中而被送到急诊科。

在过去 20 年里,尤其是从 21 世纪初以来,卒中医疗水平有了显著改善,护士们也紧跟时代步伐,不断提高知识水平,尽力满足患者需求。现在,从院前急救识别卒中征兆,到住院、诊断、干预和康复过程,临床医生、患者和家属都要遵循循证医学实践指南和美国食品药品监督管理局批准的干预措施。由于卒中是对整个医疗保健服务系统的考验,因此"必须"有一本快速参考书以指导护理工作。

凯西·J.莫里森(Kathy J. Morrison)是卒中领域的知名专家。她一直积极参与卒中医疗相关的著书、讲学和研究工作。目前,她担任宾夕法尼亚州赫尔希医学中心的卒中项目主管,同时担任宾夕法尼亚州护理学校的兼职教授。她还是美国心脏协会卒中委员会成员和联合委员会综合卒中中心标准委员会专家组成员。

关于卒中的讨论近年来特别激烈，因此写一本相关教科书非常有挑战性，这是因为有太多的新信息。既要囊括相关信息，又要避免冗余，快速解答读者迫切需要解决的问题或情况。凯西做得非常出色，使得这本书适合日常使用。

《脑卒中临床护理实践手册》简明而又全面地回顾了卒中医疗的发展过程。本书首先简要概述了大脑和脑血管系统的解剖和生理，随后介绍了卒中分型、评估和诊断工具。在讲述了卒中的急救措施和二级预防后，作者回顾了卒中的潜在并发症，最后介绍了卒中康复以及对患者和家属的健康教育。书中收录的脑发作联盟、联合委员会、医疗保险和医疗救助服务中心的核心措施，特别有用。每一章都有"快速阅读"，帮助读者快速了解重点内容。

护士在整个卒中医疗中的角色至关重要，他们会及时发现患者的变化，并以此来协调整个团队的工作。未来会有更多的护士加入卒中患者的护理队伍，而本书将为他们提供非常宝贵的支持。谢谢凯西扩展我们的知识！

Linda Littlejohns, MSN, RN, FAAN, CNRN
Integra 基金会主席
Integra 神经外科临床开发副总裁

前　言

　　对于忙于照顾卒中患者，同时又想为患者提供最佳循证护理的护士，本书将是一个很好的选择。本书旨在提供实用指导，先简单介绍了卒中医疗行业不断改善的背景，而后从急救期讲到恢复期，最终利用数据来促使质量提升的实用建议作为结尾。

　　过去几年，我一直在想，为什么卒中护理的简明参考资料如此之少。护士想要提供最佳护理，但是他们却找不到实用的参考资料。学校传授的神经科知识太少，以至于许多专业护士面对卒中患者时不知所措。我相信护士对大脑的了解越多，他们在护理卒中患者时就越容易，而且会有更多的优秀护士加入到神经科护理行业。此外，一旦护士了解了卒中医疗标准背后的原理，他们就会成为指南的忠实拥护者，而世界也会变得更好——卒中患者由充满激情的聪明的神经科护士照料。

Kathy J. Morrison

目　录

第 3 部分　卒中二级预防的机械干预措施

第 4 部分　卒中医疗的主要组成部分

第 5 部分　恢复期护理要点

第 6 部分　初级预防要点

第 7 部分　循证实践

第1部分

卒中医疗的基础

第1章

卒中医疗的发展：
如何发展到今天

虽然医务人员护理卒中患者已有数百年的历史，但是护理方式却在最近15年发生了巨大的变化。似乎一夜之间，卒中护理从以康复为主变成了以急救为重点。这与循证医学成为护理专业的基石是相吻合的。护理专业发展与研究指导证据的结合已经引发了卒中护理的一场革命。随着人们对脑血管病护理兴趣的激增，早已完善40余年的神经科护理特色也发生了显著的变化。伴随着神经电生理学和神经肿瘤学的发展，脑血管病护理已经促使神经科护理成为了护理的新前沿。

本章学习内容：

1. 初级卒中中心标准的起源及其认证机构。

2. 组织型纤溶酶原激活剂(tPA)对卒中医疗的影响。

3. 卒中的对症治疗和核心措施之间的联系。

4. 卒中医疗领域相关的护理证书。

卒中医疗简史

卒中医疗护理并非新近出现。1689年,威廉·科尔首次在英文文献中用"Stroke"(卒中)一词指代一种健康问题。希波克拉底被认为在公元前400年首创了"apoplexy"(卒中的古语)一词,指抽搐发作和通常发生于损伤部位对侧身体的偏瘫。他还描述了言语障碍的发作,类似于今天的失语症。古希腊人认为,患卒中的人是被众神打倒了(*Webster's New World Dictionary*,2008)。

卒中医疗最早出现在护理教材中是在1890年,但只有简短的讨论(Nilsen,2010)。那时的治疗方法是支持性护理和康复,但是只有当患者幸存下来,并且避免了可能发生的多种二次损伤后才能实施。

1970年,世界卫生组织(WHO)把卒中定义为"快速进展的局灶性或全脑功能受损的临床症状,持续超过24小时或导致死亡,除了血管源性外没有明显的起因"。这个定义一直沿用至今;但随着人类关于卒中本质、时间、识别和影像知识的增长,有必要对其进行更新(Sacco等,2013)。

组织型纤溶酶原激活剂(tPA)的出现

1996 年可以说是卒中急救医疗的分水岭。这一年,美国食品药品监督管理局(FDA)批准将静脉注射组织型纤溶酶原激活剂作为第一种,而且仍然是唯一一种治疗急性缺血性脑卒中的药物。研究结果显示,静脉注射组织型纤溶酶原激活剂的患者相比未注射的患者 3 个月时功能结果提高 30%。FDA 对于组织型纤溶酶原激活剂的批准被认为是卒中急救医疗的转折点,此后卒中成为了一种紧急情况,即一次"脑发作"。

脑发作联盟介绍

脑发作联盟(Brain Attack Coalition, BAC)成立于 1991 年,由一群神经外科医生创建。他们受到创伤指南提高了患者疗效的启发,提出了通过标准化和循证指南改善卒中医疗的概念。脑发作联盟发展至今,其成员来自 17 个专业组织。这群高学历人才致力于卒中医疗,在回顾了 600 多篇关于卒中医疗的论文后,于 2000 年在《美国医学会杂志》(*Journal of the American Medical Association*)发表了"成立初级卒中中心的推荐标准"。这些标准发表在 FDA 批准组织型纤溶酶原激活剂静脉注射仅 4 年后,增强了美国各地先进医疗机构的呼声,即卒中患者应该接受已被研究证明的医疗措施以提高疗效。这意味着,医院组织有机会和责任来支持卒中循证医疗。

脑发作联盟成员组织(Brain Attack Coalition, 2013)

• 美国神经外科医师学会(American Academy of Neurological

Surgeons）

- 美国神经病学学会（American Academy of Neurology）
- 美国神经科学护理学会（American Association of Neuroscience Nurses）
- 美国急诊医师协会（American College of Emergency Physicians）
- 美国神经放射学会（American Society of Neuroradiology）
- 美国卒中协会（American Stroke Association）
- 美国疾病控制与预防中心（Centers for Disease Control and Prevention）
- 美国神经外科医师大会（Congress of Neurological Surgeons）
- 美国国家慢性病项目主管协会（National Association of Chronic Disease Directors）
- 美国国家急救医疗服务医师协会（National Association of EMS Physicians）
- 美国国家州急救医疗服务官员协会（National Association of State EMS Officials）
- 美国国立神经病学与卒中研究所（National Institute of Neurological Disorders & Stroke）
- 美国国家卒中协会（National Stroke Association）
- 美国神经重症监护学会（Neurocritical Care Society）
- 美国神经介入外科学会（Society of NeuroInterventional Surgery）
- 美国卒中带联盟（Stroke Belt Consortium）
- 美国退伍军人管理局（Veterans Administration）

护理在卒中医疗中的领导角色

尽管非常遗憾,脑发作联盟没有提到在急救医院设置护士协调员以监督其贯彻循证医学标准的巨大工作的重要性,但大多数组织最终认识到了这一点,于是神经科护士的一个全新类别诞生了——卒中项目协调员。为此,脑发作联盟在其 2005 版《综合卒中中心推荐标准》中做出修订,不仅详述了受过良好教育的称职的管床护士的必要性,还强调了配备高级执业护士的重要性。

初级卒中中心认证监督

在 2000 年到 2004 年间,大量的医院审议了脑发作联盟关于初级卒中中心的推荐标准,并自行判定自己是否符合所有要求。当时,很多医院自我标榜为初级卒中中心,但是谁能够证实他们实际提供的医疗达到了相应的水平呢? 在 2003 年,发表在《神经病学杂志》(*Journal of Neurology*)的一项研究显示,近千个受访单位中 77% 表示自身符合初级卒中中心的要求,但实际只有 7% 达到所有标准(Kidwell 等,2003)。此时,成立一个卒中医疗的监督机构,类似创伤系统基金会(Trauma Systems Foundation),显得十分必要。联合委员会是第一个提供基于脑发作联盟推荐标准的初级卒中中心认证的组织,其后有更多相关组织成立。

提供初级卒中中心认证的组织

联合委员会 (The Joint Commission)

- 成立于 1951 年,使命是提高医疗水平。
- 医疗行业历史最悠久、规模最大的评审和标准制定机构。
- 首个设置初级卒中中心认证程序的组织,2003 年设在疾病专科医疗部。
- 认证有效期为 2 年。
- www.jointcommission.org/about_us/history.aspx

=== 快速阅读 ===

　　　　因为联合委员会第一个提供认证,加上其在医院评审方面的权威声誉,许多护士都误以为初级卒中中心的标准应由它制定,而实际却是由脑发作联盟制定的。

医疗机构评审计划 (Healthcare Facilities Accreditation Program)

- 1945 年创建,目的是评审骨科医院。
- 1965 年评审范围扩大到所有医院。
- 2008 年开始提供初级卒中中心认证。
- 认证有效期为 1 年。
- www.hfap.org/about/overview.aspx

挪威船级社(Det Norse Veritas)

- 1897 年成立于挪威,并在美国设办事处,初期侧重点是为海运行业提供风险管理咨询。
- 2007 年,其医疗部被美国医疗保险和医疗救助服务中心(CMS)批准为评审认证机构。
- 认证有效期为 3 年。
- www.dnvusa.com/industry/healthcare/index.asp

快速阅读

> 有几个州或采用以上认证组织的标准,或应用自己独特的流程和标准对卒中中心进行认证。2004 年,佛罗里达州、新泽西州、马萨诸塞州和纽约州成为首批为州级初级卒中中心标志制定法律或法规的州。

核心措施和对症治疗,谁先出现的

对症治疗先出现。在 2004 年 11 月,脑发作联盟联合美国心脏协会(AHA)、美国卒中协会(ASA),基于对提高卒中患者疗效的治疗方案的研究所得的证据,对初级卒中中心的疾病专科医疗认证提出了 10 项对症治疗措施。申请初级卒中中心认证和再认证的组织机构,必须证明其遵从了或其改善症状的策略符合以下 10 项措施:

STK-1 深静脉血栓预防

STK-2 出院抗栓治疗

STK-3 心房颤动/扑动患者接受抗凝治疗

STK-4 实施溶栓治疗

STK-5 入院第 2 天结束前进行抗栓治疗

STK-6 出院带他汀类药物

STK-7 吞咽障碍筛查

STK-8 卒中教育

STK-9 戒烟咨询/辅导

STK-10 康复评估

为什么核心措施只有 8 项

自 2001 年起,核心措施就已存在,它是美国医疗保险和医疗救助服务中心旨在改善医疗服务的医院质量倡议(Hospital Quality Initiative)的一部分,最初只包括 4 项措施:急性心肌梗死、心脏衰竭、肺炎及怀孕和相关疾病的处理。2008 年,10 项卒中对症治疗措施中的 8 项被国家质量论坛(National Quality Forum,NQF)认定为核心措施,并与美国医疗保险和医疗救助服务中心的措施一致,只有吞咽障碍筛查和戒烟咨询未被纳入。其中,吞咽障碍筛查虽然被认为是预防吸入性肺炎的一个重要措施,但是由于缺乏有效的、可靠的、标准化的筛选工具或方法的研究,从而未被纳入(Alexandrov,2012)。戒烟被排除是因为它被视为已经通过医疗机构的倡议及其提供的教育或咨询材料实现。

护理证书

护理证书意味着掌握了更高水平的知识并可以胜任某一专科领域。不像从业资格的硬性要求,认证是可选的,不过它的知名度和种类越来越多。早在 1997 年,芭芭拉·史蒂文斯·巴纳姆写道:"我们整个国家对认证充满强烈的兴趣,几乎每一个注册护士姓名后面都有一串甚至可能令人费解的证书名称的缩写"(Barnum,1997)。认证要求确保了继续教育和临床实践的持续,被证明是一种提高护理专业实践水平的方法。以下是几个最流行的与卒中相关的护理证书:

CNRN:神经科注册护士认证(Certified Neuroscience Registered Nurse),1978 年由美国神经科护理委员会(American Board of Neuroscience Nursing,ABNN)设立。

SCRN:卒中注册护士认证(Stroke Certified Registered Nurse),2012 年由美国神经科护理委员会设立。

NVRN:神经血管注册护士(Neurovascular Registered Nurse),2007 年由美国神经血管临床医师协会(Association of Neurovascular Clinicians)设立。

CRRN:康复注册护士认证(Certified Rehabilitation Registered Nurse),1984 年由美国康复护士协会(Association of Rehabilitation Nurses)设立。

　　20 世纪 90 年代被乔治·布什总统和美国国会图书馆、美国国立神经疾病和卒中研究所以及美国国立精神健康研究所称为"大脑的十年"。专家们安排了大量的议程以提高国会议员和大众对大脑研究的认识。正是在 20 世纪 90 年代,伴随着脑发作联盟、美国卒中协会和国家卒中协会的成立以及组织型纤溶酶原激活剂的获批,卒中急救医疗开始发展,并在 2000 年以来更加完善。也许 21 世纪应该被称为"卒中创新的世纪"(图 1.1)。

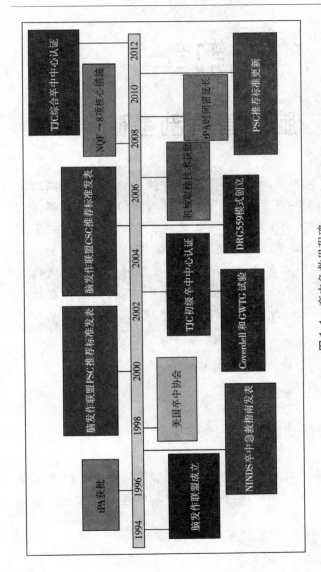

图 1.1　卒中急救里程碑。

CSC:综合卒中中心;DRG:诊断相关组;GWTG:遵循指南;NINDS:美国国立神经疾病和卒中研究所;NQF:国家质量论坛;PSC:初级卒中中心;TJC:联合委员会;tPA:组织型纤溶酶原激活剂。

第2章

脑血管解剖基础

大脑解剖学和生理学知识是神经科护士应该掌握的关键性基础知识。医学科学对大脑的结构和功能了解日益深入,促使护士做好照顾日益复杂的神经血管疾病患者的准备。由于急救措施的进步,更多的患者幸存于大血管卒中,因此需要专业护理。通过了解大脑各区域的功能和血管供应,神经科护士能够确定不同症状对应的大脑损伤部位,并辨别正常与异常表现。

本章学习内容:

1. 大脑的结构和各部分的功能。

2. 供应不同结构的脑血管。

大脑结构和功能

大脑由多个叶组成,并被内侧纵向裂隙分隔为两半,称为半球(图2.1)。两个半球通过胼胝体进行物理衔接和神经通信

（图 2.2）。

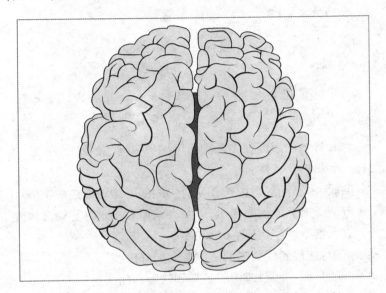

图 2.1　大脑两个半球。

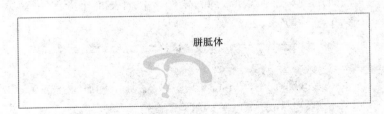

图 2.2　胼胝体。

　　半球的外侧部分是大脑皮质，又称为灰质。它包含了大量的脑沟和脑回。这些褶皱增加了皮质的表面积。皮质的下方是白质,内含轴突束。

═══ **快速阅读** ═══

灰质和白质术语源于早期神经解剖学研究在显微镜检查中采用组织切片染色来区分不同结构。构成皮质的细胞容易上色,而髓鞘覆盖的大片皮质下结构无法上色。沟＝凹槽;回＝凸脊;裂缝＝分隔叶/区的深槽。

脑和脊髓的表面被一系列 3 层保护膜构成的脑膜覆盖。从最外层到最内层依次是:

- 硬脑膜:由厚而致密的排在颅骨内侧的纤维结缔组织构成。
  - 有两个显著的硬膜褶皱,以及大脑镰和小脑幕。镰分隔左、右大脑半球,幕分隔大脑和小脑。
- 蛛网膜:连接到硬脑膜的一层薄弱的纤维膜。
  - 指的是如蛛网般薄弱的延伸到软脑膜的细丝。
- 软脑膜:一层覆盖大脑表面的薄膜。
  - 沿着脑沟和脑回表面纹路,紧贴于大脑表面,像乳胶手套紧贴于手一般(图 2.3)。

═══ **快速阅读** ═══

主要的脑血管大多位于蛛网膜下隙。动脉瘤通常在这些血管上形成,一旦破裂就会导致蛛网膜下腔出血。

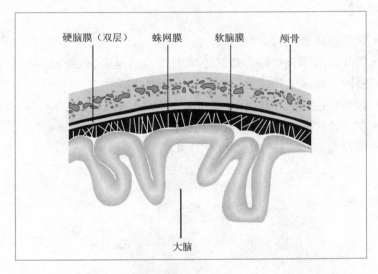

硬脑膜（双层） 蛛网膜 软脑膜 颅骨

大脑

图2.3 脑膜层。

额叶

- 大脑的前部/发育最高级的部分。
- 功能包括推理、情感、判断和自主运动。
- 布罗卡区（Broca's area）位于额叶，主管语言的生成。
- 最前部被称为前额叶或前额皮质，主管计划和启动、个性表达和社会行为的节制。
- 额叶的后部分包含运动神经元，被称为初级运动皮质或运动带；它也因位于中央沟前，分离额叶和顶叶而被称为中央前回（图2.4）。

顶叶

- 紧邻额叶,位于其后。
- 顶叶的前部分被称为初级感觉皮质或感觉带;也被称为中央后回。该区主管感觉输入信息的处理。
- 右顶叶:主管以周围物体为参照的身体位置的确认。
- 左顶叶:功能包括理解数字和操作物体的能力。
- 顶枕沟:分隔顶叶和枕叶(图2.4)。

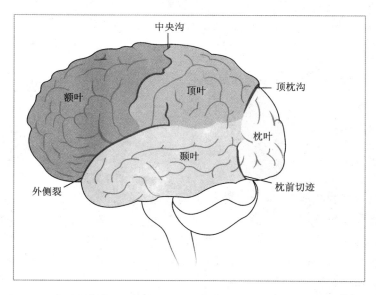

图2.4　大脑的侧视图:额叶、颞叶、顶叶和枕叶,以及中央沟和顶枕沟。

小矮人示意图描绘了大脑皮质运动带和感觉带与躯体各部分的对应关系。运动带/感觉带顶部控制身体的下部(腿和脚),而底部则控制身体的上部(面部和手臂;图2.5)。

枕叶

- 大脑皮质的最后部分,也是最小的叶。
- 功能是视觉空间信息处理、颜色识别和运动知觉(图2.4)。

颞叶

- 位于顶叶下方,通过外侧沟或外侧裂与其他各叶分离。
- 功能包括听觉、记忆、面部和物体识别以及语言的接收。
- 韦尼克区(Wernicke's area)位于颞叶的初级听觉皮质区,主管听觉和语言信息的处理(图2.4)。

间脑:丘脑、下丘脑和垂体

- 这些位于半球之间,由灰质构成,类似皮质结构(图2.6)。

丘脑

- 大脑皮质和脑干结构之间的传导中继站。
- 传递听觉、体感、视觉和味觉信号。
- 影响兴奋和意识。

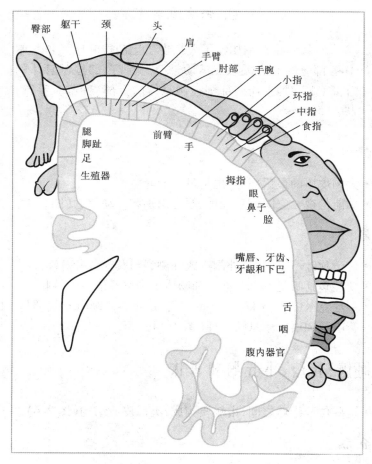

图 2.5 小矮人示意图。

下丘脑

- 如其名称所示,位于丘脑下面。
- 功能是连接皮质和垂体。
- 通过垂体控制八大激素的释放。
- 控制体温、血压、饥饿和干渴、性行为以及昼夜节律。

垂体

- 位于下丘脑下方,由垂体柄连接。
- 被称为"主腺体",因为它通过控制其他器官和内分泌腺体(如肾上腺)来抑制或诱导激素的产生。
- 前部释放影响血压、代谢、糖异生、泌乳、排卵、生长和免疫反应的激素。
- 后部释放影响分娩、生育、泌乳和血压的激素。

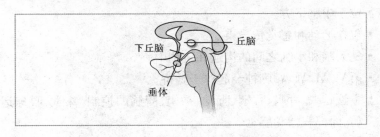

图2.6　丘脑、下丘脑和垂体。

基底核

- 皮质下结构,邻近丘脑。

- 由灰质构成,包含尾状核和豆状核,其中豆状核由壳核和苍白球组成。
- 连接初级运动皮质和脑干,从而控制自主运动和运动协调。

脑干结构:中脑、脑桥和延髓

中脑

- 脑干的最上部,在脑桥之上(图2.7)。
- 其间有运动和感觉传导束穿过。
- 红核、黑质,以及第Ⅲ和Ⅳ脑神经的起源都在中脑。
- 功能是维持心血管和呼吸系统的动态平衡。

脑桥

- 位于中脑下方。
- 包含运动和感觉传导束。
- 是大脑和小脑之间的沟通和协调中心。
- 第Ⅴ、Ⅵ、Ⅶ、Ⅷ脑神经起源于脑桥。
- 主管睡眠、呼吸、吞咽、听觉、平衡、膀胱的控制、味觉、眼球运动、面部表情和感觉。
- 控制意识的网状结构位于脑桥。

延髓

- 脑干最低的部分,在枕骨大孔处与脊髓相连。
- 控制呼吸、心率和消化过程,以及呕吐、咳嗽、打喷嚏、吞咽和

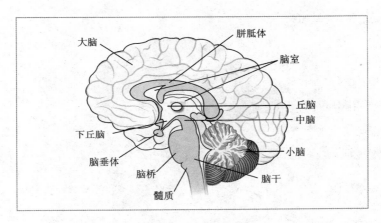

图 2.7　中脑、脑桥和延髓。

平衡。

- 第Ⅸ、Ⅹ 和Ⅻ脑神经起源于延髓。

小脑

- 位于皮质下方,脑干后面。
- 与脑桥和脊髓沟通以协调运动并保持平衡。
- 协助认知功能,尤其是语言功能,不过其作用方式尚未明确。

脑血管系统

　　整个大脑的血液供应依赖于两条主动脉分支。颈内动脉是颈总动脉分支,椎动脉起自锁骨下动脉(图 2.8)。颈内动脉再分支形成两个主要脑动脉:大脑前动脉和大脑中动脉。左右椎

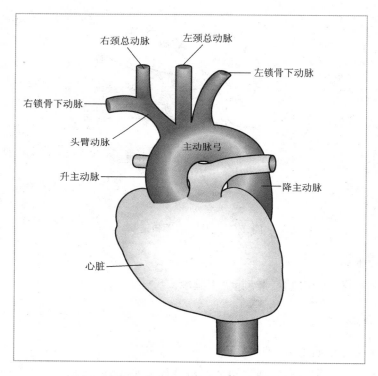

图2.8　主动脉弓、锁骨下动脉和颈动脉。

动脉在脑桥的水平合并而成基底动脉（图2.9）。

Willis 环

- 颈内动脉。
- 大脑前动脉。
- 前交通动脉。

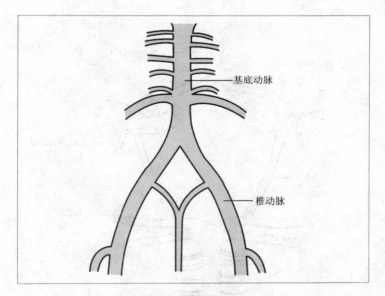

图 2.9 椎动脉和基底动脉。

- 大脑后动脉。
- 后交通动脉。
- Willis 环（图 2.10）不包含的动脉：大脑中动脉、椎动脉和基底动脉。

═══ 快速阅读 ═══

高达 50%～75% 的人 Willis 环不完整,这提醒我们侧支循环在脑血管解剖中是一个非常重要的概念。报道已知的 Willis 环变异有 22 种。

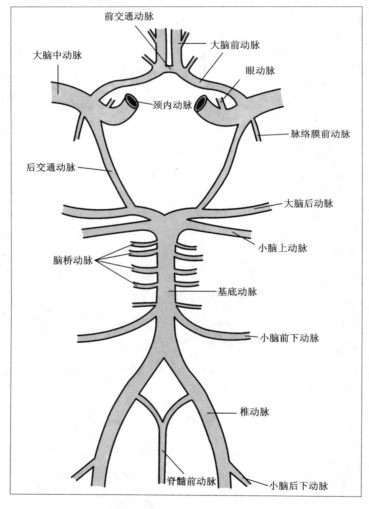

图2.10　Willis环。

前循环

- 供应大脑前部分——额叶、颞叶和顶叶大部分。
- 由颈内动脉、大脑中动脉、大脑前动脉和前交通动脉构成。
- 颈内动脉连接主动脉和大脑前部。
- 大脑中动脉为额顶叶大部分、颞叶底部、内囊和基底核供血。
- 大脑前动脉为额叶中部、顶叶中上部和部分胼胝体、基底核、内囊供血。
- 前交通动脉的唯一功能是连接左、右大脑前动脉。

后循环

- 供应大脑后部分——顶叶后部、枕叶、小脑和脑干。
- 由椎动脉、基底动脉、大脑后动脉和后交通动脉构成。
- 椎动脉连接锁骨下动脉(起自主动脉)和大脑后部。
- 基底动脉通过小脑后下动脉、小脑前下动脉和小脑上动脉为小脑供血,并为脑桥供血。
- 大脑后动脉为枕叶、颞叶底部和丘脑供血。
- 后交通动脉连接 Willis 环的前、后部分。

皮质/穿髓小动脉

- 起源于大的脑动脉,形成穿支伸入整个脑组织,为大脑所有区域供血。
- 这些血管交叉形成"侧支"流。
  - 例如,如果脑部中动脉的远端部分堵塞,它正常供血的区域可以由附近血管的远端分支灌注。但是,如果近端部分堵塞,则无法通过附近较小的血管供血,因此会出现大面积梗死(Alexander,2013)。

大脑静脉循环

- 分为浅、深两组。
- 硬脑膜静脉窦(又称为硬脑膜窦、脑鼻窦或颅窦),是脑内硬脑膜层之间的静脉通道。
- 静脉窦收集大脑的血液并流入颈内静脉。颈静脉几乎是大脑血液唯一的流出通道(图2.11)。

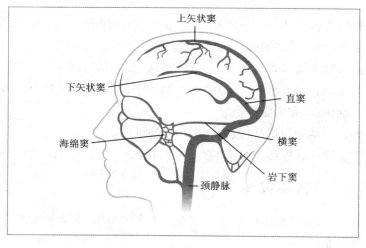

图2.11 静脉系统和颈静脉。

第3章

卒中分型

　　大脑是一个非常复杂的器官,结构和功能繁多。因此,不同卒中患者的表现不尽相同。同一代偿性反应可能被诊断为出血性卒中,也可能是缺血性脑卒中,但它们是完全不同的。事实上,许多神经外科医生认为蛛网膜下腔出血不是卒中,而他们对颅内出血患者也不愿意使用这个词。虽然这些患者常常在同一神经病房或卒中病房接受治疗,但他们的损伤机制完全不同。神经科护士了解不同卒中类型之间的独特差异是非常重要的,它有助于理解在治疗和恢复期的区别。不同卒中类型的某些病因和危险因素是相同的,如高血压、动脉粥样硬化和吸烟,而且无论何种类型,所有卒中都是血管病变。

本章学习内容：

1. 各种出血性卒中的病因。

2. 血栓、栓塞和腔隙性卒中的区别。

3. 大血管卒中的分型。

4. 短暂性脑缺血发作（TIA）的最新定义。

═══════ **快速阅读** ═══════

　　患者发病时症状很轻，但迅速恶化，很可能是出血性卒中。相反，如果患者发病时有显著功能障碍，并迅速好转，有可能是缺血性脑卒中或短暂性脑缺血发作。

出血性卒中

　　20%的卒中是出血性的，当大脑内部或附近的血管破裂导致大脑某一部分的血流中断时，就会发生这种疾病。出血性卒中的两种主要类型是蛛网膜下腔出血（SAH）和颅内出血（ICH）。

蛛网膜下腔出血

- 85%的蛛网膜下腔出血是由脑部动脉瘤破裂引起的。它导致血液在蛛网膜下隙存积，而不能通过软脑膜到达脑组织（实质）。动脉瘤性蛛网膜下腔出血是指出血是由动脉瘤引起的。

- 动脉瘤是动脉血管壁上薄弱的"膨出"部分。随着时间的推移，以及血压升高时，动脉瘤壁因过度拉伸而破裂。

- 最常见的症状是剧烈的头痛,这是由血液从动脉瘤中喷出形成的压力引起的。
- 动脉瘤最常见的发生部位是颈动脉和后交通动脉吻合处,以及大脑前动脉和前交通动脉吻合处。
- 其他原因包括败血症、使用抗凝剂和创伤。
- 大量血液在蛛网膜下隙存积可以阻断脑脊液循环,导致脑积水;这通常发生在恢复期,并可能表现为进行性痴呆。如果这种情况在早期出现,则与脑血管痉挛有关。
- 蛛网膜下隙内的动脉被血液包围,一旦刺激管壁,就会导致血管痉挛。
- 30 天死亡率是 50%。

动脉瘤分型

囊性动脉瘤,因其形状又称"浆果样"动脉瘤	- 发生在动脉分叉处和大脑底部的大动脉分支——Willis 环 - 占脑部动脉的 80% ~90%
梭形动脉瘤	- 血管壁呈均匀扩张 - 没有干支,且很少破裂
感染性动脉瘤,又名真菌性动脉瘤(注:这种命名不恰当,因为大多数来自细菌感染。)	- 感染性栓子主要来源于左侧细菌性心内膜炎 - 未破裂死亡率为 30%,破裂为 80% - 栓子附着在不同血管壁可导致动脉瘤性蛛网膜下腔出血或颅内出血

颅内出血

颅内出血又称为"脑实质内出血"。

- 由皮质/穿髓小动脉的破裂引起,导致血液直接流入脑组织;其本质是大脑血肿。
- 高血压是单一高危因素,因为它引起脑血管扩张,将血脑屏障中紧密的内皮连接分离,从而降低了颅内出血的阈值。
- 50%的高血压性颅内出血发生在基底动脉(大脑中动脉的豆纹支的破裂),而33%发生在大脑半球(大脑前、中和后动脉的皮质支的破裂)。
- 其他危险因素包括使用抗凝剂、吸烟、饮酒(每天饮酒两杯以上),使用可卡因或安非他明,恶性肿瘤和动静脉畸形。
- 动静脉畸形是发育异常的病态血管团,其中血液直接从动脉(管壁有大量肌群)流入静脉(管壁无肌群)。造成静脉管壁薄弱并最终出血,引发颅内出血。
  - 动静脉畸形大小不一,并可见于神经系统的各个部分。
  - 未破裂的动静脉畸形很少引起身体症状,因此常被忽视。
- 30天死亡率是34%～50%;入院时昏迷的患者死亡率更高。
- 发病率几乎是蛛网膜下腔出血的2倍。

脑室内出血

- 脑室内出血通常继发于蛛网膜下腔出血或颅内出血。
- 原发性脑室内出血常见于创伤性脑损伤。
- 一旦血液进入脑室,就会堵塞将脑脊液排入静脉系统的蛛网膜绒毛,其后果与蛛网膜下腔出血类似。如果发生这种情况,脑脊液将在脑室系统积聚,并导致脑积水。

=== 快速阅读 ===

脑实质指的是大脑组织。脑实质内出血常和颅内出血通用,指大脑组织内的出血。

缺血性脑卒中

80%的卒中是缺血性脑卒中,在脑血管狭窄/闭塞或低血压引起大脑某部分供血不足时发生。高血压是最常见的危险因素,因为它破坏血管内膜,引起肥厚型心肌病,导致心房纤颤。其他危险因素包括吸烟、无法控制的糖尿病、高胆固醇、缺少活动和肥胖,以及某些血液疾病。系统性血流灌注不足是一个鲜为人知的原因,在体循环血压过低、大脑血流不足时发生。

血栓性卒中

- 由大脑供血动脉内的固定血凝块(血栓)或狭窄引起。
- 血凝块常形成于被斑块损坏的动脉中。
- 斑块随着时间聚集,最终导致血管腔狭窄。

栓塞性卒中

- 由其他部位(通常是心脏或颈部动脉)形成的栓子运行所致。

腔隙性卒中

- 由更小的皮质/穿髓动脉闭塞,阻断小范围的大脑血供引起。
- 也被称为"纯运动"或"纯感觉"卒中,因为梗死的范围非常小,通常仅能累及运动纤维或感觉纤维之一。周围脑组织往往很快代偿梗死区域的功能,因此症状可能只持续几小时。

═══════ **快速阅读** ═══════

　　过去,腔隙性卒中常被误诊为短暂性脑缺血发作,因为它的症状仅持续几小时,影像显示无梗死。随着影像技术的发展,现在即使在症状缓解后,也能显示微小梗死。

分水岭脑卒中

- 发生在两个非吻合动脉系统的远端交叉处。
- 多合并血管疾病。
- 有两种类型。
  - 皮质分水岭(CWS):发生在大脑前动脉、中动脉和后动脉交叉处。
  - 内部分水岭(IWS):在白质内,上沿着侧脑室,在大脑中动脉的深部与浅表系统交叉处,或在大脑中动脉和大脑前动脉的浅表系统交叉处。

- 由系统性血流灌注不足或来自颈动脉疾病引起的微栓子所致。

静息性卒中

- 缺血性:影像或病理生理证据显示梗死,但没有病灶引发的急性神经功能障碍史。
- 出血性:神经影像或神经生理学检查显示脑实质内、蛛网膜下腔或脑室系统局灶性积血,但不是由创伤引起的,也没有病灶引发的急性神经功能障碍史(Sacco 等,2013)。

大血管综合征

- 发生在某个脑部大动脉血供突然受阻或闭塞时,引发显著的"综合征"或特定的症候群。
- 必须与渐行性堵塞相区别。渐行性堵塞过程中,侧支循环将代偿供应病变区,卒中不一定会发生。
- 症状取决于病变的动脉部位:近端闭塞引发的症状广泛,而远端闭塞所致缺血范围较小,症状也相对较少。

大脑前动脉综合征

- 症状和体征是对侧下肢偏瘫(熟记第 2 章的"小矮人")、尿失禁和失用症。

大脑中动脉综合征

- 症状和体征是对侧面部、手臂的感觉和运动障碍。
- 如果优势侧发生病变,会出现语言障碍,尤其是失语症,因为布罗卡区和韦尼克区位于大脑中动脉供血区域。
- 如果闭塞发生在近端大脑中动脉起源处,其结果是致命的大面积卒中,死亡率高达80%。

椎动脉综合征

- 症状和体征多种多样,很大程度上取决于发病区域。
- 最常见的症候群包括:
  - Wallenberg综合征:恶心、呕吐、眩晕、眼球震颤、心动过速、构音障碍、吞咽障碍、失衡和交叉腿征。
  - 小脑梗死:动作不协调、共济失调、构音障碍。
  - 闭锁综合征:由脑桥中上部梗死所致;四肢瘫痪,知觉保留。
  - 大脑后动脉闭塞:偏盲和黄斑变性。

═══════════ 快速阅读 ═══════════

　　大脑中动脉是最常见的发生缺血性脑卒中的部位。因为它供应运动/感觉带的面部和手臂区以及语言中枢区,所以"F. A. S. T."助记符(脸、手臂、语言、时间)特别流行——因为这些是卒中最常见的征兆。

第4章

卒中生理学

了解卒中的不同类型对于护理卒中患者非常重要。了解特定类型卒中的生理学机制将会提升护士预测并发症并据此做重点评估的能力。卒中发病仅仅是个开始，在接下来的几小时、几天内，脑内发生的不同改变将会显示出神经科护士与非神经科护士的区别。缺血性脑卒中和出血性卒中拥有独特的生理学机制，但它们有一个共同的特点，即突然发生改变，而且改变在最初往往是细微的。

本章学习内容：

1. 缺血级联反应时发生什么？
2. 缺血半影区如何发展？
3. 血液流出血管后的影响。

> 大脑仅占身体重量的2%，但它却消耗了人体25%的氧和70%的葡萄糖（Brass，2002）。与肌肉不同，大脑不能储存营养，因此它需要持续的葡萄糖和氧气供应。正因如此，饥饿的首发症状是困倦或头疼。

缺血的生理学

- 正常大脑血流是 45～60 mL/（100 g·min）。当血流持续超过 4 小时低于 18 mL/（100 g/min）时，脑组织梗死就可能出现。这一过程被称为缺血级联反应。
- 缺血级联反应是脑缺血后几分钟内开始的一系列的生物化学反应。
  - 发生二氧化碳潴留和三磷腺苷分解，激活钠/氢交换转运蛋白。
  - 破坏正常的细胞交换，导致细胞死亡。
  - 细胞死亡，释放有毒化学物质，破坏血脑屏障。
  - 大分子（如清蛋白）穿过损坏的屏障；通过渗透过程，水也一同穿过屏障。
  - 结果是组织水肿——缺血半影区。

缺血半影区

- 缺血半影区在梗死组织周围。

- 这一区域仍有血流,往往由侧支循环供应,但是有可能像卒中的缺血核心区一样发展成梗死。
- 如果这个区域发展成梗死,也被称为"卒中扩大",因为缺血核心扩大了。
- 导致功能减退的组织水肿将使颅内压增高,引起嗜睡。
- 水肿一般在 72 小时内消退,患者功能缺损改善,意识更加清醒(图 4.1)。

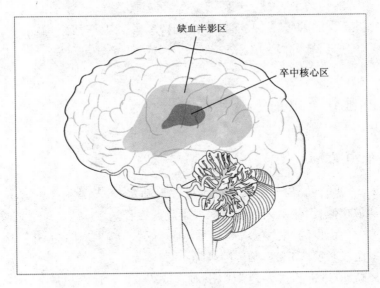

图 4.1　缺血半影区。

━━━ *快速阅读* ━━━

　　　　了解缺血半影区的生理学机制能帮助神经科护士对患者家属进行宣教,并减轻他们在最初几天的焦虑。例如,一个右侧大脑中动脉梗死患者因为左侧手臂无力被收治入院。第 2 天,患者很难被唤醒,而且出现左腿功能不正常。护士可以告知原因是缺血半影区肿胀到控制腿部的运动带区域,并保证将密切监测病情,进行精心医治,说明肿胀将在一两天内消退,患者会更加清醒,并且腿部功能也将恢复正常。

出血性卒中的生理学

颅内出血

- 高血压性脑出血引发炎症反应并伴随水肿,与缺血半影区非常相似,但是持续时间比缺血半影区更长。
- 由此引发的颅内压增高将加重静脉回流减少、缺血(引发缺血级联反应)和血脑屏障破坏。
- 高达 73% 的自发性颅内出血在病发 24 小时内扩散(Davis 等,2006)。

蛛网膜下腔出血

- 血液刺激位于蛛网膜下隙的脑部大动脉的外侧表皮。

- 外渗的血小板释放的血清素诱发血管痉挛,减少甚至阻断该动脉的血流。
- 这些患者中 30% 发生二次缺血性脑卒中,称为迟发性脑缺血(DIC)。
- 破坏血脑屏障,导致颅内压增高,引起脑水肿。
- 儿茶酚胺的释放导致心脏异常,如心律不齐、心动过速和高血压,以及肌钙蛋白水平增加。

第5章

卒中相关的病症

大脑是一个复杂的器官,其内有错综复杂的血管系统。本章所讨论的病症不属于卒中类型,但可以导致卒中。短暂性脑缺血发作是尤其难以诊断的一种疾病。

本章学习内容:

1. 为什么颈部动脉夹层会导致卒中?
2. 动静脉瘘和动静脉畸形有何不同?

短暂性脑缺血发作

- 局灶性神经功能缺损,与卒中的症状相似,但是缺损能够完全缓解,而且磁共振成像和(或)CT检查显示没有急性脑梗死(Easton 等,2009)。
- 短暂性脑缺血发作曾经用时间参数来定义(例如,症状在24小时内缓解)。
- 随着 CT 和磁共振成像技术的发展,短暂性脑缺血发作现在用组织参数来定义（例如，大脑影像显示没有梗死，症状能够完全缓解）。

═══════ *快速阅读* ═══════

　　短暂性脑缺血发作与卒中的关系就像心绞痛与心肌梗死的关系一样，是一个预警征兆。高达 33% 的短暂性脑缺血发作患者未来会发生卒中。短暂性脑缺血发作的另一个名称是"小卒中"，有些从业者错误地用"小卒中"指代微小的腔隙性卒中，这导致了相当大的混乱。

脑静脉血栓

- 硬脑膜静脉窦中存在血凝块，导致大脑血液回流受阻。
- 不常见，经常是无法识别的卒中类型，主要影响年轻人。
- 最常见的病因是血液高凝症和口服避孕药。
- 40% 的患者合并高血压性脑出血。

动脉夹层——颈动脉和椎动脉

- 血管内膜破裂和血液在中层聚集，不仅造成堵塞，还会引发破裂处微栓子形成。
- 脑半球内大量的微小梗死提示可能存在颈动脉夹层。
- 椎动脉夹层不太常见。
- 两种情况都是多见于年轻人，合并头部或颈部创伤，不过也可以自发出现（图5.1）。

━━━━━ **快速阅读** ━━━━━

　　美发时,过度伸长脖子到水池中,还有举重(增加胸部压力和血压)及脊椎推拿已被报道都与颈动脉和椎动脉夹层有关。然而,大部分夹层被认为是自发的,病因不明。

烟雾病

- 一种罕见的进行性疾病,由基底核区的动脉闭塞引起。
- 由于特征是形成一团小血管网代偿动脉闭塞,因此而得名。
- 主要发生于儿童,表现为缺血性脑卒中或短暂性脑缺血发作。

　　在成人中,因为血栓在薄弱血管中反复出现而发生颅内出血。

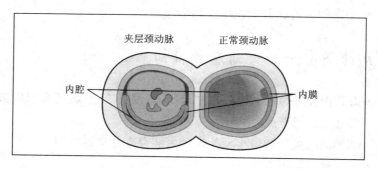

图5.1　颈动脉夹层。右图显示正常颈动脉;左图显示完全闭塞。

血液高凝状态

- 凝血障碍是指在某些条件下,血液正常不会凝结,却出现凝结。
- 最常见的血液高凝疾病是凝血因子 V Leiden、蛋白 S 和蛋白 C 活性降低、凝血酶原基因突变和同型半胱氨酸水平升高。
- 癌症和多种化疗剂也能促进血栓形成。

===== 快速阅读 =====

非常不幸,患者由于急性卒中症状入院,却经常发现他们也患有癌症。癌症的促血栓形成本质为血栓形成提供了可能,而血栓一旦到达大脑,就会引发卒中。

淀粉样血管病变

- 异常蛋白(淀粉样蛋白)在大脑半球表层的小动脉堆积。
- 进行性动脉狭窄导致缺血。
- 异常蛋白堆积同时使血管变得薄弱,引发颅内出血。
- 这种疾病常与阿尔茨海默症有关。
- 确诊需要脑组织活检。

血管炎

- 血管的炎症,可导致血管狭窄或闭塞,在某些病例中出现动脉瘤和出血。

• 可能的病因有免疫系统异常、感染、癌症和类风湿关节炎。

动静脉瘘

• 动脉和静脉之间的异常连接,导致血液在动脉压作用下直接流入静脉,而静脉血管壁中没有肌群,因此无法承受动脉压。

• 动静脉瘘与动静脉畸形不同,动静脉畸形见于脑组织内,而动静脉瘘发生在硬脑膜和蛛网膜中。

海绵状血管瘤

• 一种血管畸形,特点是形成大的相互邻接的毛细血管团,不会或很少影响大脑。穿过这个血管团的血流缓慢,而且通常每隔几个月或几年发生一次血管少量出血。

第6章

卒中诊断

　　时间就是生命,所以在急性卒中的诊断检查中,不同检查项目必须精心排序,以充分发挥它们的作用,而不影响脑组织的生存力。院前急救服务人员通过指尖采血检测的血糖是重要的诊断依据,它能区分低血糖引发的症状和脑缺血引发的症状。一旦患者到达急诊科,应先行脑部影像检查以确认神经症状的起因。大多数机构会紧急做非增强 CT 扫描以排除出血,检测缺血组织,并排除其他类似卒中症状的疾病(如肿瘤、多发性硬化症等)。随后会做心电图和血液检查以提供其他重要信息,便于快速决定治疗方法。入院后 24～48 小时内做超声心动图。另外,根据患者表现,可能会做一些其他诊断检查,如腰椎穿刺、经颅多普勒超声、X 线胸片、脑电图和血液高凝实验室检查等。

本章学习内容：

1. CT 扫描/CT 血管造影/CT 灌注成像和磁共振成像/弥散加权成像/磁共振血管造影/磁共振灌注成像/磁共振静脉造影的区别。

2. 经胸和经食管超声心动图的应用。

3. 经颅多普勒在卒中治疗中的作用。

===== 快速阅读 =====

在大脑影像学中，术语"angio"指的是血管，所以 CTA（CT angio）或 MRA（MR angio）就是利用造影剂对血管进行显影的技术。"灌注"指的是脑组织内足够的血供。

脑 部 影 像

- **计算机断层扫描成像**（CT）
  - 首次用于 1971 年；tomography（断层扫描）源于希腊语中的"tomos"（意思是"切片或片段"）和"graphia"（意思是"描写"）。
  - **无造影剂 CT（非增强 CT）**
    - 首要检查，因为它与磁共振成像相比速度快，更易得（Latchaw 等，2009）。
    - 检测颅内出血的黄金标准，在检测蛛网膜下腔出血方面也优于腰椎穿刺。
  - **CT 血管造影（CTA）**
    - 显示梗死部位，帮助进行侧支循环分级，并帮助鉴别颈动

　　脉粥样硬化疾病。

　　– 需要使用造影剂。

- CT 灌注成像(CTP)

　　– 通过显示减少的脑血流量、增加的平均通过时间和正常或增加的脑血容量描绘缺血组织(半影区)。

　　　◦ 梗死组织出现脑血流量显著减少和脑血容量减少。

　　　◦ 对清醒的卒中患者进行急救时非常有用。

　　　◦ 需要使用造影剂。

- 磁共振成像(MRI)

- 1977 年首次应用;利用强磁场成像,而不是放射等传统影像学检查。

- 弥散加权成像 (DWI)

　　– 根据脑组织中水的扩散性能的变化采取不同治疗措施。

　　– 水扩散受限通常表明脑组织梗死不可逆。

　　– 发病后几分钟内精准检测缺血。

　　– 鉴别急性梗死和陈旧性梗死。

　　– 不需要使用造影剂。

- 磁共振血管造影 (MRA)

　　– 与 CT 血管造影类似;显示血流和血管壁情况。

　　– 检测颈动脉夹层、颅内动脉瘤和动静脉畸形时非常有用。

　　– 不需要使用造影剂。

- 磁共振灌注成像 (MRP)

　　– 与 CT 灌注类似,显示脑血流量、平均通过时间和脑血容量。

　　– 需要使用造影剂。

▪ 磁共振静脉造影（MRV）

- 与磁共振血管造影类似，但是仅用于静脉成像。
- 需要使用造影剂。

═══ **快速阅读** ═══

> 灌注－扩散不符用于急性卒中影像检查，以挑选错过了严格的3小时静脉注射组织型纤溶酶原激活剂时间窗的患者进行治疗。组织的水分扩散和血液灌注异常区域的差异可用于测量缺血半影区。如果灌注异常区域大于扩散受限区域，就可以识别可逆的缺血区，此区如果能够迅速重建血供就能被挽救。

正电子发射计算机断层（PET）扫描

- 以核医疗技术为基础，需要使用放射造影剂，并因此成本增加。
  - ▪ 基于以上两个原因，不常规使用。
- 测量局部脑灌注和葡萄糖及氧代谢最精确的方法。

单光子发射计算机断层摄影（SPECT）扫描

- 用于评估脑血流量、血管反应性和血流动力学储备。
- 利用吸入二氧化碳或注射乙酰唑胺，诱导脑动脉血管舒张，分离出对干预有效的颈动脉疾病患者。

数字减影血管造影 (DSA)

- 利用荧光剂和造影剂使血管可视化。
- 导管通过大动脉进入,通常是股动脉,经心脏螺旋进入脑血管系统。
- 与其他所有无创性检查相比最标准。

颈动脉超声

- 无创超声技术,用于颈动脉的评估。
- 不使用造影剂。
- 在检测异常方面,敏感性低于 CT 血管造影、磁共振血管造影和数字减影血管造影。

经颅多普勒 (TCD)

- 无创超声技术,用于大部分脑部大动脉(大脑中动脉、大脑前动脉、颈动脉虹吸部、椎动脉、基底动脉、眼动脉)的评估。
- 途径主要是颞骨声窗(颧弓上方颅骨的薄弱区域)。
- 用于检测和量化颅内动脉狭窄、闭塞、侧支循环、栓塞和脑血管痉挛(特别是蛛网膜下腔出血后)。
- 用于监测溶栓治疗的效果。

=== **快速阅读** ===

> 　　溶栓治疗临床试验发现,应用经颅多普勒检查的患者血块溶解加强了。这可能是由于超声波能量搅动血凝块,加速了其溶解。虽然人们为此做了大量研究,却一直没有达成共识。许多机构继续使用经颅多普勒的目的不仅是监测,同时也为了增强溶栓治疗的效果。

腰椎穿刺

- 用于影像显示无出血,但怀疑蛛网膜下腔出血的患者。
- 分析脑脊液,检测是否存在血液成分;通常抽取 4 管,因为前两管中存在的血液成分可能是由操作创伤所致。
- 10% ~30% 的患者出现头痛,原因是脑脊液从硬脑膜渗漏。
  - 最新研究显示,短时间卧床(1 小时)和长时间卧床(4 小时)对预防头痛的效果是一样的。

超声心动图

- 高达 30% 的卒中是心源性的。
- **经胸超声心动图**(TTE)
  - 用于所有卒中患者。
  - 识别心室异常情况的效果很好,如节段性室壁运动障碍。
- **经食管超声心动图**(TEE)
  - 用于高度怀疑心源性卒中的患者。

- ▪ 在识别心房和主动脉异常方面更优,如卵圆孔未闭和主动脉弓粥样硬化。
- ▪ 装有换能器的导管顺着食道插入心脏。
- ▪ 心脏显示更清晰,因为没有胸肌和肋骨阻挡。

心电图

- 用于所有卒中患者的初步检查。
- 用于识别房颤、合并急性心肌梗死、心律失常或易形成栓子的慢性心脏疾病。

胸片（CXR）

- 可以在初步检查中使用,但不应妨碍快速评估和治疗决策。
- 很有价值,因为卒中患者的心脏疾病患病率较高。

脑电图（EEG）

- 通过几个贴在头皮的电极片测量脑电波。
- 不是卒中诊断的常规检查,但可用于排除或监测癫痫发作。

实验室检查

- 唯一必须在静脉注射组织型纤溶酶原激活剂之前拿到的实验室检查结果是血糖。对于正在接受抗凝治疗的患者,还需知道国际标准化比值(INR)(Jauch 等, 2013)。

- 血糖通常由院前急救服务人员或急诊科人员通过现场即时指尖采血测量。
- 很多急诊科都可现场即时检测国际标准化比值。
  - 一种旨在检查患者对抗凝血剂的反应的技术,而不是筛选工具。
  - 许多医院的实验室不允许使用其作为整体国际标准化比值的筛选工具
- 所有急性卒中患者应该做以下检查:
  - 血糖、电解质、血液尿素氮(BUN)、肌酸酐、包括血小板在内的全血细胞计数(CBC)、肌钙蛋白、国际标准化比值、部分凝血活酶时间(PTT)。
- 部分患者可能还需要做以下检查:
  - 肝功能、毒性筛查、血液酒精含量、怀孕检查、艾滋病毒检查和动脉血气分析。

第7章

神经功能评估

除了要理解大脑的解剖和生理学机制外,神经科护士的另一项关键技能是进行全面的神经功能评估。拥有这些能力使神经科护士可以(a)根据评估结果判断大脑受累区域;(b)预计在随后 24~48 小时的评估中要警惕哪些变化。

新发卒中患者的神经功能状态可能会频繁变化。密切监测是必要的,但如果使用的术语和评估技术不统一,可能会很难发现患者状态的改变。使用标准化的神经功能评估和记录工具可以高效统一地评估各项神经功能。这种统一性是至关重要的,不仅能记录每一名患者的病情变化趋势,而且能为改善疗效和确定基准建立人口指标。

本章学习内容:
1. 神经功能评估的要素。
2. 记忆和评估脑神经的一种简单方法。

卒中相关的神经功能评估

=== 快速阅读 ===

　　把与卒中相关的完整神经功能评估与全面的神经系统检查区分开来非常重要,因为卒中相关的功能评估重点在大脑,而且在住院期间会经常用到。因此,它比包括所有脑神经、条件反射和脊髓及周围神经评估在内的全面检查更简明。

- 从头部开始,一直到脚。
  - 意识和认知水平:包括患者的反应是否恰当,以及对人的识别、对地点和时间的定向是否正确。
  - 瞳孔:大小、对称性、对光反应是否正常,以及是否与之前的检查结果一致;异常表明第Ⅱ脑神经受累。
  - 眼外肌运动:眼睛活动范围;凝视麻痹;异常表明第Ⅲ、Ⅳ或Ⅵ脑神经受累。
  - 视野:检查是否存在视野缩小或部分视野内视力减退;异常表明第Ⅲ、Ⅳ或Ⅵ脑神经受损,或失明(顶叶受累)。
  - 面部对称性:面部是否下垂;鼻唇沟缺失是下垂的细微迹象,异常是由于运动纤维受累或第Ⅴ脑神经受累。
  - 言语:言语是否清晰(异常是构音障碍)和使用语言沟通的能力,包括表达能力和理解能力以及接收能力(异常是失语症)。以上异常表明语言区域受累。

- 吞咽能力:异常表明运动纤维受损。
- 手臂和腿部力量:异常表明皮质(运动带)或皮质下(基底节)的运动纤维受损。
- 协调和平衡性:大多数评估包含共济失调;异常表明小脑受累。
- 感觉:检查感受刺激的能力(针刺、硬物碰触以及对昏迷或无意识患者进行的伤害性刺激)和区分左右的能力(患者闭眼);异常表明皮质(感觉带)或皮质下(基底节)的感觉纤维受损。
- 感觉对消:可在触觉、视觉、听觉或空间知觉中出现;特点是无法感知同时施加于左右两侧的刺激;异常表明右顶叶受累。
  - 触觉:在感觉评估阶段通过同时刺激身体患者两侧(患者闭眼)完成评估。如果在分别刺激单侧时患者能正常感知,而在同时刺激双侧时仅能感知一侧,则患者有触觉对消。
  - 视觉:在视野评估阶段通过同时施加双侧视觉刺激完成评估。
  - 听觉:通过同时刺激双耳完成评估。
  - 空间知觉:评估方式包括(a)请患者描述他/她看到的四周的物体;(b)观察患者的进食方式(他/她会仅吃盘子右侧的食物吗?);(c)请患者阅读(他/她会只读右半页吗?)或画一个钟表(他/她会只画右侧钟面吗?)。
- 本体感觉:检查患者感知自身在空间的位置的能力;测试方式是让患者闭上眼睛,然后移动他/她的手指或脚趾,并询问患者它们现在的位置;异常表明顶叶受累。

▪ 美国国立卫生研究院卒中量表(NIHSS)将在第 8 章讨论
(图 8.1)。

══════ **快速阅读** ══════

　　一种简单的记忆各语言区域的位置和功能的方法是
看单词中的第一个元音:布罗卡区(Broca's area)位于额
叶(frontal lobe),主管运动性语言功能(motor speech);韦
尼克区(Wernicke's area)位于颞叶(temporal lobe),主管
接收性语言功能(receptive speech)。

• 各组织机构的评估间隔时间表不尽相同,但普遍认为时间表
应该根据护理级别确定。

　▪ 重症监护室每小时一次。

　▪ 过渡或中转监护病房每 2 小时一次。

　▪ 普通神经科病房每 4 小时一次。

　▪ 静脉注射组织型纤溶酶原激活剂和急救患者有特殊要求。

• 纸质记录方法使用流程图和表格,能非常清晰地显示病情变
化趋势,但是如果要利用这些数据进行人口分析,只能人工完
成。

• 在电子医疗记录(EMR)中,评估结果被记录为单独的字段,
虽然可以导出为表格或图表进行分析,但是很难显示病情变
化趋势。

快速阅读

　　有许多助记符可帮助我们记住 12 对脑神经的名字：嗅神经（olfactory）、视神经（optic）、动眼神经（oculomotor）、滑车神经（trochlear）、三叉神经（trigeminal）、展神经（abducens）、面神经（facial）、位听神经（acoustic）、舌咽神经（glossopharyngeal）、迷走神经（vagus）、副神经（accessory）和舌下神经（hypoglossal）。一种最常见的、广泛应用的助记符是"在古老的奥林巴斯高耸的顶峰，一个芬兰人和一个德国人看见一朵啤酒花"（On Old Olympus Towering Top a Finn and German Viewed a Hops）。但是我们如何记住每一对神经的功能呢？答案是脑神经脸谱（图 7.1；Bolek，2006）。

- 脑神经评估看似是一项艰巨的工作，某些护士正是因此而无法胜任神经科的工作。以下是一些实用的技巧，它们可以帮助医务人员在几分钟内完成颅神经评估。

颅神经	检查方法
1. 嗅神经	你能闻到吗？（用咖啡或薄荷）
2. 视神经	你能看到吗？（用飞蛾表或视觉冲突图片）
3. 动眼神经	盯着我的手指（测试眼外肌运动）
4. 滑车神经	向下看
5. 三叉神经	面部感觉、咬紧牙关和角膜反射
6. 展神经	向外看一边
7. 面神经	笑、抬眉毛

（待续）

（续表）

颅神经	检查方法
8. 位听神经	你能听到吗？（在耳边揉纸）
9. 舌咽神经	闭嘴，检查吞咽反射
10. 迷走神经	嘶哑？张开嘴说"啊"
11. 副神经	耸肩
12. 舌下神经	伸出舌头，检查是否有偏移

脑神经编号

　　下次你试图记住脑神经的位置和功能时，画这幅图。它包含所有12对脑神经，不过有一些可能不如其他的好辨认。比如，肩部用数字"11"绘制，因为第X1对脑神经主管颈部和肩部运动；如果你能即刻辨认出脸的两边和头顶部是由"7"构成，那么你将能轻松运用这个助记图。

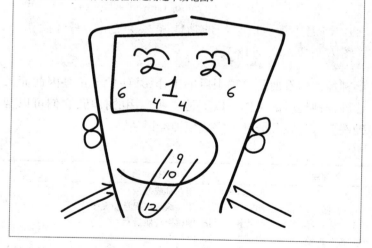

图 7.1　脑神经脸谱。（Source：Copyright © 2013，HealthCom Media. All rights reserved. American Nurse Today，November 2006，www. AmericanNurseToday. com）

第8章

卒中严重程度评分

过去，因为没有关于卒中患者严重程度的细节信息，很难用死亡率、并发症发生率和住院时间等指标来比较综合卒中中心、初级卒中中心和所有其他医院的医疗质量。在现行分类标准下，综合卒中中心收治的患者虽然与其他机构的患者同属一个严重级别，但是病情却是最复杂的。因此，如果未排除这一因素，直接对治疗结果进行比较，综合中心可能会被认定为医疗水平较低，因为其复杂患者的并发症发生率和死亡率更高。

标准化的严重程度评分为临床提供了一种高效统一的评估方法，其分数可用于交接班和每日进展监测。

本章学习内容：
用于不同类型卒中的各种严重程度评分。

美国国立卫生研究院卒中量表（NHISS）	与病情相关的神经区域
意识水平（LOC）： 0 = 清醒，反应敏锐 1 = 嗜睡 2 = 反应迟钝 3 = 无反应	意识水平
对于提问的意识水平：询问患者月份和年龄。 0 = 都正确 1 = 正确回答 1 个 2 = 都不正确	意识水平
对于指令的意识水平：睁眼、闭眼；握拳、松拳；如果需要，可将指令交替进行。 0 = 都正确 1 = 正确完成 1 个 2 = 都不正确	意识水平
凝视：患者睁开眼睛，眼球跟随检查者的手指或脸做水平移动，仅测试水平凝视。 0 = 正常 1 = 部分凝视麻痹 2 = 被动偏离	第Ⅲ、Ⅵ脑神经

图 8.1　NIHSS 评分表。（Adapted from NINDS NIHSS：http：//www. ninds. nih. gov/doctors/NIH_stroke_scale. pdf）（待续）

美国国立卫生研究院卒中量表（NHISS）	与病情相关的神经区域
视野：面对患者，一只手举到患者视野边缘处，伸出 1、2 或 5 根手指。让患者说出他/她看到了几根手指。在 4 个视野象限中分别做这一测试。以自己的视野作为正常的基线，或者在视野边缘处摆动手指，并向内移动直到患者能够看见。 0 = 无视野缺失 1 = 部分偏盲 3 = 双侧偏盲	第 II 脑神经
面瘫：要求患者示齿、扬眉和闭眼。 0 = 正常 1 = 轻微瘫痪 2 = 部分瘫痪（下面部瘫痪） 3 = 单侧完全瘫痪	第 VII 颅神经或运动区
上肢运动——左侧：肢体抬高 45°，坚持 10 秒钟，观察是否有下落。 0 = 无下落 1 = 在 10 秒内开始下落 2 = 在 10 秒内落下 3 = 不能对抗重力（迅速落下） 4 = 不能抬高	运动区
上肢运动——右侧：肢体抬高 45°，坚持 10 秒钟，观察是否有下落。 0 = 无下落 1 = 在 10 秒内开始下落 2 = 在 10 秒内落下 3 = 不能对抗重力（迅速落下） 4 = 不能抬高	运动区

图 8.1（续）

美国国立卫生研究院卒中量表（NHISS）	与病情相关的神经区域
下肢运动——左侧:肢体抬高 30°,坚持 5 秒钟,观察是否有下落。 0 = 无下落 1 = 在 5 秒内开始下落 2 = 在 5 秒内落下 3 = 不能对抗重力（迅速落下） 4 = 不能抬高	运动区
下肢运动——右侧:肢体抬高 30°,坚持 5 秒钟,观察是否有下落。 0 = 无下落 1 = 在 5 秒内开始下落 2 = 在 5 秒内落下 3 = 不能对抗重力（迅速落下） 4 = 不能抬高	运动区
肢体性共济失调:从手指到鼻子:检查者伸出手指让患者看到,要求患者伸出他/她的手指摸自己的鼻子,而后摸检查者的手指,重复进行几次。脚后跟沿着胫骨滑落:帮助患者把健侧脚后跟放到患侧胫骨之上,然后让脚后跟沿着胫骨滑落。双侧都做。只有在共济失调与无力明显不成比例时,才进行评分。如果运动神经评分 >1 分,则不要对该肢体做共济失调评分。 0 = 没有共济失调 1 = 上肢或下肢有共济失调 2 = 上、下肢体都有共济失调	小脑

图 8.1（续）

美国国立卫生研究院卒中量表(NHISS)	与病情相关的 神经区域
感觉:比较针刺双侧面部、手臂、躯干和腿时是否有感觉或痛苦的表情。使用近端肢体。仅对卒中引起的感觉缺失进行评分,不包括之前就存在的感觉缺失(如糖尿病性神经病变等)。或者评估冷感觉,使用听诊器、钢笔、小手电筒等。 0 = 正常 1 = 轻度,患者能感觉到针刺/冷,但是与健侧相比较迟钝 2 = 无触觉	感觉区
语言:要求患者说出物品名称、描述图片或读出句子。可以让患者说出简单物品的名称,如钢笔、领带、眼镜、电视等。观察患者是否存在不能说出物品名称或无法理解的问题。 0 = 无失语症 1 = 轻到中度失语 2 = 严重失语 3 = 哑的	言语/语言区
构音障碍:让患者重复读一些词语,评估言语清晰度;插管病人让其写下词语。 建议的词语:妈妈,一流的,一半一半,谢谢,黑果,篮球,运动员 句子:你知道怎样。回归现实。我下班回家了。在餐厅的桌子旁边。 0 = 正常,发音清晰 1 = 轻到中度发音不清——虽有困难,但能被理解 2 = 重度——几乎不能理解或哑的	小脑

图 8.1(续)

美国国立卫生研究院卒中量表(NHISS)	与病情相关的 神经区域
感觉退消和不注意(忽视):让患者闭眼,触摸患者一侧,让其说出触摸的是哪一侧。同时触摸双侧,评估患者反应。然后,在视野边缘处摆动手指,并向内移动直到患者能够看见。 0 = 正常,无忽视 1 = 部分忽视(轻微的半侧注意缺失) 2 = 严重忽视(不能辨认刺激,或仅能感知一侧刺激)	感觉区
注释:1 ~ 5 分:预计出院后可以回家,部分患者需要门诊服务 　　　6 ~ 13 分:预计出院后转到急性康复机构 　　　>13 分:预计出院后转到长期疗养机构	
	总分:

图 8.1(续)

美国国立卫生研究院卒中量表(NIHSS)

- 由美国国立神经疾病和卒中研究所(NINDS)于 1983 年制作(图 8.1)。
  - 最初用于确定是否符合卒中研究试验入组条件。
  - 评分从 0~42 分;分数随着功能缺陷程度递增:分数越高,功能缺陷程度越高。
- 用标准化的语言描述卒中患者功能缺陷。
- 用于缺血及出血的卒中患者。
- 预估损伤严重程度,并据此推断患者预后。
  - 评分低于 12 ~ 14 分的患者中 80% 有良好或很好的预后;高于 20 ~ 26 分的患者中 20% 预后良好或很好。
  - 入院评分高于 22 分的患者静脉注射组织型纤溶酶原激活

剂后出现转化性出血的风险增加 17%。

- 预测出院后的去向。
  - 评分低于 5 分的患者出院后很可能回家。
  - 评分在 6~13 分的患者出院后可能被送到急性康复机构。
  - 评分高于 13 分的患者出院后很可能被送到疗养院,甚至死亡。
- 入院和出院评分的应用。
  - 分数变化反映卒中对患者个人的影响及其好转/恶化趋势。
  - 人口得分(均值、中位数、分数区间等)代表各类卒中的预后。
- 改良美国国立卫生研究院卒中量表(mNIHSS)。
  - 从原始的美国国立卫生研究院卒中量表衍生而来。
  - 去除了冗余内容和可靠性不佳的项目:
    - 意识水平(被认为是多余的)、面瘫、共济失调、构音障碍。
  - 评分从 0~31 分。
  - 可靠性优于美国国立卫生研究院卒中量表,但是仍不如后者普及。

========== 快速阅读 ==========

虽然研究已表明,在卒中评分中,分数增加或减少达到 4 分表示患者的神经功能状态有重要变化,但是评估者不应仅仅根据分数变化是否达到 4 分,而应根据神经功能变化的具体项目决定是否有必要报告。比如,患者手臂力量丧失,没有其他变化,评分将只增加 3 分,但医疗组必须采取措施。

脑出血评分量表

原始脑出血评分量表（ICH）和改良脑出血评分量表（mICH）（表8.1）。

- 用于颅内出血患者（Cheung & Liang-Yu，2013）。
- 研究已发现原始脑出血评分量表和改良脑出血评分量表在预测患者预后方面不分伯仲。
- 最新研究认为，出血后24小时的评分相比入院评分更准确。

表 8.1　脑出血评分量表评分项目

脑出血评分量表（ICH）	改良脑出血评分量表（mICH）
Glasgow 昏迷量表评分	美国国立卫生研究院卒中量表评分
3~4 分 = 2 分	
5~12 分 = 1 分	
13~15 分 = 0 分	
年龄 > 80 = 1 分	入院体温
颅内出血量 ≥30 = 1 分	脉压
脑室内出血 = 1 分	脑室内出血
出血源于幕下 = 1 分	出血向蛛网膜下隙扩散

蛛网膜下腔出血评分

- Hunt-Hess 评分（表 8.2）
  - 最常用的蛛网膜下腔出血患者严重程度评分量表（Rosen & MacDonald，2005）。
  - 依据患者的意识水平和伴发症状评分。
  - 最初用于预测手术风险。
  - 与卒中发生后 6 个月的结果有 80% 的相关性。

表 8.2　Hunt-Hess 评分项目

1. 无症状、轻微头痛及轻度颈强直
2. 中 – 重度头痛、颈强直，除有脑神经麻痹外，无其他神经功能缺失
3. 嗜睡、意识模糊，轻微的灶性神经功能缺失
4. 木僵、中或重度偏侧不全麻痹
5. 深昏迷、去大脑强直、濒死状态

- Fisher 评分（表 8.3）
  - 制定于 1980 年，用于预测蛛网膜下腔出血后脑血管痉挛的发生（Rosen & MacDonald，2005）。
  - 依据初期 CT 扫描显示的出血总量和位置评分。
  - 与结果的相关性已被研究证实。

表8.3　Fisher 评分项目

1. 没有明显的出血

2. 蛛网膜下腔出血层厚度 < 1 mm

3. 蛛网膜下腔出血层厚度 > 1 mm

4. 蛛网膜下腔出血层任意厚度,伴随脑室内出血或向脑实质扩散

- **世界神经外科医师联盟(WFNS)评分（表 8.4）**
  - 制定于 1988 年,是临床严重程度分级工具(Rosen & Mac-Donald, 2005)。
  - 依据 Glasgow 昏迷量表和是否存在运动功能障碍评分。
  - 与结果的相关性低于 Hunt-Hess 评分。

表8.4　世界神经外科医师联盟(WFNS) 评分项目

级别	Glasgow 昏迷量表评分	运动障碍
I	15	-
II	14 ~ 13	-
III	14 ~ 13	+
IV	12 ~ 7	+ / -
V	6 ~ 3	+ / -

- **Glasgow 昏迷量表**
  - 制定于 1974 年,用于评估头部损伤人群的意识障碍和昏迷程度。
  - 评分从 0 ~ 15 分,随着功能缺陷程度递减;分数越高,患者状态越好。

━━━━━━ *快速阅读* ━━━━━━

　　由于评分过程快速简便,Glasgow 昏迷量表已经成了一种评估神经疾病患者的意识水平的常用方法,然而它在卒中患者中的应用却不广泛。因为按照规定,对运动反应的评分按"最佳表现"给分,所以清醒的偏瘫患者虽然一侧身体无法移动,但由于健侧正常,评分却可能是"完美的"15 分。

ABCD2 评分

- ABCD 是年龄(Age)、血压(Blood pressure)、临床特征(Clinical features)、症状持续时间(Duration of symptoms)和糖尿病(Diabetes)的缩写。
- 用于预测短暂性脑缺血发作患者短期内患卒中的风险(短暂性脑缺血发作后 7 日内;Johnston 等, 2007)。
- 能有效区分真正的脑缺血发作和相似病症(如头晕和意识水平的改变)。
- 急诊科用以决定建议患者住院治疗(评分≥4 分)或门诊治疗(评分<4 分)。
- 评分从 0 分到 7 分(表 8.5)。
  - 1~3 分 = 低危
  - 4~5 分 = 中危
  - 6~7 分 = 高危

表 8.5　ABCD2 评分项目

年龄 >60 岁	1
血压升高:收缩压≥140;舒张压≥90	1
糖尿病	1
一侧肢体无力	2
言语障碍,不伴肢体无力	1
症状持续时间	
>60 分钟	2
10~59 分钟	1
<10 分钟	0
总分(最高分)	7

第2部分

挽救缺血半影区

第9章

缺血性脑卒中的急救措施

　　医学界很久以前就已经知道什么是卒中,但是急救措施却是新近才发展的。FDA 在 1996 年批准组织型纤溶酶原激活剂,并在 2004 年批准第一种血管内介入治疗器械——MERCI 取栓装置。本章介绍的其他血管内介入器械自 2004 年以来相继获批,但组织型纤溶酶原激活剂仍然是唯一一种被 FDA 批准用于卒中急救的药物。即使在今天,人们对组织型纤溶酶原激活剂用于卒中急救仍然存在争议,但是大量研究证实,遵循指南使用组织型纤溶酶原激活剂是安全的,即使对于卒中相似病症或轻微/改善期脑卒中患者亦是如此。

　　FDA 批准这些血管内机械干预器械的依据是它们能协助移除血凝块,而不一定要改善患者结果,一些专家对此存在争议。随着血管内介入器械不断推陈出新,它们的有效性也不断提高,而且如果遵循指南,并精心筛选患者,这些器械可成为治疗大血管堵塞的很好的选择。

本章学习内容：

1. FDA 批准静脉注射组织型纤溶酶原激活剂的依据和存在的争议。

2. 各种血管内介入治疗方法——它们的区别和相似之处。

组织型纤溶酶原激活剂：静脉给药

- 最初被批准用于心肌梗死和大面积肺栓塞的治疗。
- 促成组织型纤溶酶原激活剂获得 FDA 批准用于卒中治疗的研究：
  - 急性卒中早期使用组织型纤溶酶原激活剂的评估方案研究。
    - 小型试验性研究，用于评估安全性。
    - 在美国国立神经疾病和卒中研究所的研究设计中被使用。
- 美国国立神经疾病和卒中研究所组织型纤溶酶原激活剂卒中治疗试验。
  - 研究分为两部分：第 I 部分 291 例患者；第 II 部分 333 例患者。
  - 研究显示治疗组 3 个月的功能结果相比对照组提高 30%，同时颅内出血率也升高。
  - 经过分析得出，其治疗效果远胜过并发症颅内出血。
- 欧洲急性卒中协作研究（ECASS），620 例患者。
  - 组织型纤溶酶原激活剂用量比美国国立神经疾病和卒中研究所的研究高 22%。

- 治疗组相比对照组显示了更高的颅内出血率和死亡率。
- 为用药量提供了证据：无论患者体重多少，药量都不能超过90 mg。
- 急性血栓性和栓塞性卒中的溶栓疗法研究（TTATTS），24例患者。
- 治疗时间窗定为卒中发作后 6 小时，颅内出血率更高。
- 为用药的时间限制提供了证据。

===== 快速阅读 =====

依据大量研究的结果，FDA 批准静脉注射组织型纤溶酶原激活剂，并规定应在发病后 3 小时内给药，药量≤90mg，另外还有广泛的排除标准。自 1996 年以来，一些排除标准已经被认为是相对标准，这意味着医生的决定要根据具体病情而定。

- 急诊科医生的专业组织最初对组织型纤溶酶原激活剂持反对态度。
- 美国急诊医学学院（AAEM）。
  - 2002 年立场声明：FDA 批准组织型纤溶酶原激活剂所依据的证据不足，不应该将它视为是一种"医疗标准"；FDA 依据的研究结果无法在普通医院重复，所以这些结果无法支持组织型纤溶酶原激活剂的应用。
  - 2012 年立场声明：在 FDA 批准组织型纤溶酶原激活剂 16年后，两位急诊科医师开展了一个独立的、结构化的回顾性研究。他们发现：

1. 组织型纤溶酶原激活剂用于急性缺血性脑卒中是安全有效的。
2. 早期溶栓治疗能改善急性缺血性脑卒中患者的结果。
3. 在急性缺血性脑卒中发病后 3～4.5 小时内用组织型纤溶酶原激活剂能够改善患者结果,而且不会提升死亡率(DeMers 等,2012)。

- 美国急诊医师学会(ACEP)。

  ■ 2002 年立场声明:"静脉注射组织型纤溶酶原激活剂可能是一种有效的治疗方法,但其证据不足,在监管组织无法确保美国国立神经疾病和卒中研究所的指南被遵循的情况下,不应使用组织型纤溶酶原激活剂"(Donnell,2009)。

  ■ 2012 年与美国神经病学学会(AAN)联合立场声明:急性缺血性脑卒中发病后 3 小时内(对于特定患者是 3～4.5 小时内)静脉输注组织型纤溶酶原激活剂是安全有效的(Edlow 等,2013)。

组织型纤溶酶原激活剂并非对所有卒中患者都有效;实际上,用药的患者很少能显示出显著的改善。效果是很细微的,只有在出院后才明显,这常使得急救护士对它的疗效不太认可。

- 用药指导。

  ■ 药量计算:0.9 mg/kg(体重),输注时间为 1 小时,10% 的剂量在第 1 分钟内推注。

  ■ 无论患者体重多少,总剂量不得超过 90 mg。

  ■ 监测并发症:血管神经性水肿、全身出血和过敏反应。

  ■ 记录生命体征和神经功能评估的间隔时间表:

  　- 开始输液后 2 小时内每 15 分钟 1 次。

－此后 6 小时每 30 分钟 1 次。

－此后 16 小时每小时 1 次。

－此后根据护理级别而定。

血管内介入治疗

介入装置经股动脉旋转通过心脏,到达大脑的主要动脉。

• 生命体征和神经功能评估记录间隔时间表同上,从操作结束开始。

动脉内注入组织型纤溶酶原激活剂

• 组织型纤溶酶原激活剂用药时间窗是症状出现后 6 小时内。

• 还未被 FDA 批准;卒中介入治疗(IMS)试验第Ⅲ期没有证明其优于单独静脉注射组织型纤溶酶原激活剂,后者创伤性更小;但它作为"未经验证的方法"广泛列在知情同意书中。

• 新型机械取栓装置的成功已经使得单独静脉注射组织型纤溶酶原激活剂的疗效相形见绌。

• 组织型纤溶酶原激活剂主要辅助机械取栓装置使用;在栓子被取出后注入,以"清理"或溶解残留血块。

机械取栓装置

• 手术时间窗是症状出现后 8 小时内。

• MERCI(Mechanical Embolus Removal in Cerebral Ischemia)取栓装置——脑缺血栓子的机械移出。

▪ 螺旋装置,穿过栓子,撤出时与栓子融合,将栓子一并拉出。

▪ 报道的开通率(血管再通)为 48% ~ 59%。

- 成功与否取决于能否将装置穿过栓子。
- 栓子断裂情况常见,此时只能取出部分栓子,随后需要动脉注射组织型纤溶酶原激活剂。
- 2004 年被 FDA 批准。
- 已经很少使用,被 Penumbra 装置和新型支架取栓装置取代。

• Penumbra 装置。
- 血栓分离抽吸组合装置,内置的"分离器"螺旋穿过抽吸装置,用以分离栓子。栓子碎散之后被拉到抽吸导管。不断重复以上过程,直到栓子被完全移除。
- 报道的血管开通率为 52% ~86% 。
- 2008 年被 FDA 批准。

• 支架取栓装置:Solitaire 和 Trevo 装置。
- 机制是将一个像支架样自膨式装置,通过鞘管输送到血管堵塞部位。穿过栓子后,鞘管外撤,释放支架,支架扩张,将栓子挤压至动脉血管壁上。几分钟后(使栓子更多地与支架细丝融合),该装置折叠撤出,同时将栓子拉出。
- 报道的血管开通成功率是 70% ~92% 。
- Solitaire 装置在 2012 年被 FDA 批准。
- 在 Solitaire 获批几个月后,Trevo 取栓装置同样在 2012 年被 FDA 批准。

• 急性血管成形术和支架置入术。
- 越来越多地被用在颅内外颈动脉或椎动脉堵塞,在以下两种特定的情况下采用:
  - 卒中的首发原因是严重的动脉粥样硬化或夹层引起的血

流减慢或停止。

　– 颅外颈动脉严重狭窄,阻碍取栓导管,使之无法达到颅内
　　血栓。

▪ 迄今为止,还没有已完成的前瞻性随机对照试验,但小的回
　顾性系列病例研究已经报道了可喜的结果。

=== 快速阅读 ===

　　为了寻找更多的治疗急性缺血性脑卒中的方法,人
们做了大量的临床试验,有许多目前还在进行中。接下
来的难题是,当找到被证实有效的治疗方法时,招募处于
急性卒中急救期的患者加入临床试验。同意参加临床试
验,意味着患者接受被分配到对照组的可能性,即不实施
急救治疗。即使患者被分配到治疗组,这也只是一种试
验性治疗,疗效并未证实。

第3部分

卒中二级预防的机械干预措施

第10章

缺血性脑卒中

急性缺血性脑卒中治疗的关键在于脑血管再通、稳定病情及挽救半影区。卒中二级预防看似不太紧迫，却是同样重要的。如果因为急救过程中没有处理危险因素导致患者出现二次卒中，那医务人员就会徒劳无功了。入院初期进行的大多数诊断检查是为了确定卒中的发病原因。而我们之所以想要知道病因，是因为我们可以据此制订治疗方案，从而避免二次卒中，即二级预防。许多危险因素无法及时消除，但是能够消除的应该尽快消除。二级预防中危险因素的处理将在第17章讨论。

本章学习内容：

1. 临床试验的分期（表10.1）——各期代表什么？

2. 类肝素药物治疗急性缺血性脑卒中试验（TOAST）标准的背景和临床应用。

3. 颈动脉内膜剥脱术和颈动脉支架植入术的利弊。

4. 卵圆孔未闭（PFO）的处理措施。

5. 偏侧颅骨切除术在二级预防中起到什么作用？

表 10.1　临床试验分期

Ⅰ 期	• 评估药物/器械的安全性
	• 可持续数月
	• 通常付费招募少量健康的志愿者(20~100 人)
	• 确定药物/器械应用于人类的效果
	• 研究药物剂量增加产生的副作用
	• 70% 的实验性药物能通过此期测试
Ⅱ 期	• 评估药物/器械的疗效
	• 可持续数月到 2 年
	• 病例数高达几百例
	• 多数是随机对照试验:治疗组服用实验性药物,对照组接受标准治疗或服用安慰剂
	• 通常采用盲法,即患者和研究者都不知道谁服用了实验性药物
	• 1/3 的实验性药物能成功地完成此期试验
Ⅲ 期	• 数百甚至数千例患者参与的随机盲法试验
	• 可持续数年
	• 全面评估药物/器械的有效性、优点及可能引发的不良反应
	• 70%~90% 的药物能成功完成此期测试
	• 制药公司可向 FDA 申请,批准药物上市
Ⅳ 期	• 通常称为上市后监测试验
	• 在药物/器械被批准向消费者销售之后实施
	• 制药公司的目的是:(1)将此药与市场中已存在的药物对比;(2)监测药物的长期效用和对患者生存质量的影响;(3)确定此药物疗法与其他传统和新型疗法相比的成本－效益比
	• 结果可能是此药/器械下架或被限制使用

=== 快速阅读 ===

　　卒中研究的行话可能令人望而生畏。了解一些关键术语可以帮助我们理解。比如,他们所说的疗效和安全检查指的是什么? 这两者存在重要的区别;两者都很重要,缺一不可。

　　安全性:这种治疗方法或药物安全吗? = 会引起损害吗?

　　疗效:这种治疗方法或药物有效吗? = 是否起到了你预期的作用?

TOAST 标准（类肝素药物治疗急性缺血性脑卒中试验）

- 在一项探索性研究中制作的分类标准,发表于 1993 年。
- 依据卒中的病因分为 5 类亚型(Adams 等,1993):
  - 大动脉粥样硬化(血栓性/栓塞性)。
  - 心源性脑栓塞(高危/中危)。
  - 小血管闭塞（腔隙性）。
  - 其他确定病因的卒中。
  - 病因不确定的卒中。
    - 两个或两个以上诱因。
    - 评估结果为阴性。
    - 评估不完整。

- TOAST 分类标准的初始意图是用于二级预防的管理;在鉴别病因之后,采取相应的治疗措施,重点消除风险因素,可以预防卒中再次发生。
- 最新研究表明,TOAST 分类标准仍然意义重大——不仅在病因分类方面,而且在血管风险分级方面也有重要意义。
  - 大动脉粥样硬化和心源性脑栓塞与其他亚型相比,发生二次卒中的风险更高。

大动脉粥样硬化的处理

- 由胆固醇结晶构成的栓子从位于主动脉、颈动脉和椎－基底动脉的粥样硬化斑块脱落很常见。
- 主动脉斑块增加了心肺分流术和心导管插入术后发生卒中的风险。

颈动脉内膜剥脱术(CEA)

- 首次开展于 1953 年。
- 手术指征包括:症状性颈动脉狭窄,管腔狭窄超过 60%,或无症状的高度狭窄且管腔狭窄超过 70%。
- 3 个主要试验一致表明,狭窄小于 50% 的患者做完颈动脉内膜剥脱术后未见好转
- 对于短暂性脑缺血发作后 2 周内的患者或神经功能稳定的轻微卒中患者疗效最好。

颈动脉支架植入术（CAS）

- 首次报道于 1980 年,2004 年被 FDA 批准,但仍有巨大争议。
  - 手术指征包括:症状性颈动脉狭窄,狭窄程度高于 70% 的高危患者。
  - 经验丰富的外科医生认为应该行颈动脉内膜剥脱术（CEA）,而缺乏经验的非外科专家提倡颈动脉支架植入术（CAS）。
  - 随着技术的发展,以及医生接受培训、积累经验增多,这一治疗方法被越来越多的专业人士认可。
- 优点是不用麻醉,没有外科创伤,住院时间短。
  - 对存在许多并发症、不宜手术的患者是最佳选择。

心源性脑栓塞的处理

房颤

- 卒中和短暂性脑缺血发作最普遍的诱因之一,尤其是老年人。
- 左心耳封堵器。
  - 血管内植入手术。
  - 正在研究中;早期结果显示其疗效类似法华林治疗。
  - 临床很可能将用于高危而又不宜采用抗凝治疗的卒中患者。
- 心脏电复律。

- ▪ 手术指征包括：症状性房颤（房颤或房扑；有急性呼吸困难或心衰症状）。
- ▪ 必须做经食管超声心动图，确定是首次发病，而且心脏内没有栓子。
- ▪ 卒中急性期不宜采用。

═══ **快速阅读** ═══

　　由于年龄增长和长期高血压，老年人心肌长期受到拉伸，更容易发生房颤。窦房结与房室结之间的电传导因心肌过度拉伸而中断，引发房颤。

卵圆孔未闭

- 成年人卵圆孔闭合不全率高达 25%。
- 在原因不明的脑卒中患者中，卵圆孔未闭更多见于年轻人，占年轻患者的 43.9%，占年老患者的 28.3%。
- 如果超声心动图显示卵圆孔未闭，应该做以下两件事情：
  - ▪ 做经食管超声心动图，以更好地显示卵圆孔情况。
  - ▪ 全面评估深静脉血栓形成的可能性。
- 大量研究已完成，却没有明确证据表明封堵卵圆孔的效果优于抗血小板治疗或抗凝治疗。
  - ▪ 许多保险公司不能报销卵圆孔未闭封堵术的费用。
  - ▪ 卵圆孔未闭的尺寸大小、房中隔动脉瘤等变量的存在使得医生很难就治疗方法提供明确建议。
  - ▪ 对年轻人尤其困难，因为长期抗凝治疗会限制他们的职场和休闲活动。

- 卵圆孔未闭封堵器：外科手术和血管内介入。
  - 多数研究显示了低并发症率和优于抗凝治疗的结果（3 年复发率低）。

═══════════ 快速阅读 ═══════════

问题：存在哪种疾病时，深静脉血栓能引发脑卒中？

答案：卵圆孔未闭。活动性深静脉血栓正常会从腔静脉运行进入右心房，而后经过肺静脉到达肺，引起肺栓塞。如果卵圆孔未闭，它就为栓子开启了一道从右心房进入左心房的门，使其能通过主动脉进入大脑，引发脑卒中（图 10.1）。

偏侧颅骨切除术

- 需要切开头皮，暂时去除一块头骨。
  - 尺寸一般是 12 cm（前后）×9 cm（上下）。
  - 脑膜拉回原位，缝合头皮遮盖头部。
  - "骨瓣"被储存在腹部的皮下组织或冷冻库，或者丢弃，用人工材料替换。
  - 置换术在第 6～8 周完成。
- 手术指征包括：患者年龄小于 60 岁，出现大面积梗死（大脑半球或小脑）。
- 结果为死亡率下降，二次缺血性脑卒中发生率下降。
  - 临床试验中死亡率从 78% 下降到 29%。

▪ 颅内高压导致脑干受压迫,引起额叶和枕叶二次受损。大脑前动脉和大脑后动脉被挤压至硬脑膜,引发二次缺血性脑卒中。

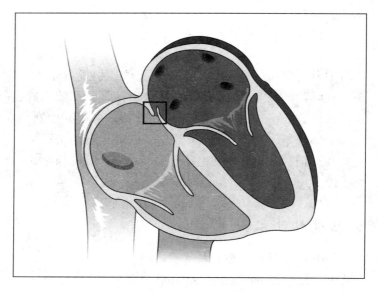

图 10.1　卵圆孔未闭。

第11章

出血性卒中

出血性卒中的二级预防采用的机械干预措施与缺血性脑卒中的取栓术完全不同。但是,同缺血性脑卒中的治疗一样,神经外科、神经内科和神经介入专家对于出血性卒中的最佳治疗方案、治疗科室和最佳干预时间也是各执一词。人们做了大量的研究,包括一个巨大的多中心随机蛛网膜下腔出血试验,以期回答这些问题。曾经有一个共识,即医疗组有必要为每一名患者制订最佳治疗方案。综合卒中中心的认证标准与这一观点相符,而且要求医疗机构证明它们的执业医师在进行治疗决策时会咨询专业的同仁。此外,执业医师的经验和专业水平(以每年的病例数衡量)至少要达到每年10例。

出血性卒中的一些急救措施重在控制颅内压和预防并发症,如脑积水——预防二次缺血性脑卒中,而非出血性卒中。本章将讨论脑室内溶栓、脑室外引流(EVD)和分流等干预措施。

本章学习内容：

1. 动脉瘤性蛛网膜下腔出血和动静脉畸形治疗方案的选择。

2. 颅内血肿清除术的适应证。

3. 脑室内溶栓：我们真的要给脑出血患者溶栓剂吗？

动脉瘤的治疗

动脉瘤治疗的目的主要是孤立动脉瘤或降低瘤内的动脉压力，用不同材料包裹动脉瘤以加固管壁，或促进动脉瘤内血液凝固。

- 应该尽早治疗，降低再出血的风险，最好在病发后 72 小时内治疗（Connolly 等，2012）。
  - 最初 24 小时内再出血发生的概率最高。
- 破裂的动脉瘤，既可以手术夹闭也可以血管内栓塞的，应该做栓塞。
- 大脑中动脉患者伴有大量颅内出血（ > 50 mL）的，应该进行手术夹闭。
- 老年患者（ > 70 岁）发生严重的动脉瘤性蛛网膜下腔出血（世界神经外科医师联盟评分Ⅳ级或Ⅴ级）或有基底动脉顶端动脉瘤的，应该接受栓塞术。
- 无论患者接受何种治疗，都应复查血管造影（时间窗因人而异）；如果动脉瘤复发，应强烈建议再次治疗。
- 术中麻醉应该防止术中低血压（平均动脉压跌幅 > 50%）和高血糖（血糖 > 129 mg/dL）。

开颅夹闭术

- 首次开展于 1937 年;值得注意的是,首次应用手术显微镜是在 1960 年,意味着早期外科医生都是在没有显微镜协助的情况下开展的这一手术。
- 需要打开颅骨,翻动脑组织以到达动脉瘤,因而增加了手术操作相关并发症的风险(如感染和继发性损伤)。
- 动脉瘤完全闭塞率高于动脉瘤栓塞术(81% 和 58%)。
- 后期再出血率低于动脉瘤栓塞术(0.9% 和 2.9%)。
- 死亡率和致残率高于动脉瘤栓塞术(31% 和 24%)。

血管内栓塞术

- 首次开展于 1991 年;20 世纪 80 年代曾采用球囊闭塞技术,但是并发症发生率很高。
- 与缺血性脑卒中机械干预过程类似,导管通过大动脉(通常是股动脉)螺旋进入大脑。
- 比开颅夹闭术创伤小,但是只能进行放射性显影。
- 比开颅夹闭术恢复快,住院时间短。
- 随着技术进步、执业医师手术技巧和专业水平的提升,更多的患者将可以接受栓塞术。

==== **快速阅读** ====

　　尽管脑血管成像技术在不断进步,但是仍有高达15%的患者虽然在医院得到了急救,但却无法确定蛛网膜下腔出血的病因,从而无法进行二级预防。他们只能控制常规危险因素,希望这些措施足以防止蛛网膜下腔再次出血。有报道称,没有血管造影证据的动脉瘤性蛛网膜下腔出血的病因是动脉穿透、静脉出血和壁间血肿。

动静脉畸形的治疗

　　同动脉瘤治疗方法的选择一样,依据动静脉畸形的大小和位置,以及患者的年龄和并发症选择合适的治疗方法。

手术切除

- 需要开颅后手术切除病变部位。
- 适合病情稳定、小型、非复杂动静脉畸形患者。

血管内栓塞术

- 需要大动脉入路,使用栓塞颗粒或栓塞剂。
- 常在手术切除前进行,用于稳定或减小病灶尺寸,以降低术中出血发生率。
- 与其他治疗方法联合使用成功率最高。一般在栓塞后进行手术切除或放疗。

局部放疗

- 适合不宜做手术切除和血管内栓塞的患者。
  - 例如,病变部位在丘脑、基底节和脑干。
- 采用伽马刀、直线加速器或质子辐射。
- 常在手术切除或血管内栓塞后使用,以清除残存的血管团。
- 巨型动静脉畸形不宜进行局部放疗,除非能通过多次治疗分段清除畸形血管团。

=== 快速阅读 ===

　　一些巨型动静脉畸形的患者可能表现为认知功能障碍。这些改变通常都是很轻微的,比如性格的改变或轻微的记忆力减退,但也可能发展成痴呆。病情恶化很可能是由于脑组织血液慢性分流,即颅内窃血症。

颅内压的控制

颅内血肿清除术

- 虽然仍存争议,但是一般指南已经建立,包含以下手术指征:
  - 小脑出血患者伴有神经功能退化或脑干受压迫和(或)脑室堵塞引发的脑积水。
  - 血肿体积 > 30 mL,表面积 ≤ 1cm。
- 手术的最佳时间窗还没有统一标准。

偏侧颅骨切除术

- 去除骨瓣(见第10章)。
- 是否适合出血性卒中仍存争议。

脑室外引流装置,又称脑室造瘘

- 引流管经颅骨钻孔插入侧脑室。
- 两个作用:(a)引流脑脊液控制颅内压;(b)监测颅内压值。
- 第三个作用正在研究,即脑室内出血患者的组织型纤溶酶原激活剂脑室内给药。
  - 理论原理是,组织型纤溶酶原激活剂溶解位于脑室沿线、用于脑脊液渗漏的蛛网膜绒毛上附着的栓子。
  - 脑室内的血液阻碍脑脊液通过其正常通道渗漏或通过脑室外引流装置引流,导致脑积水。
- 持久的引流方式是脑室-腹腔分流术。
  - 通过一根管子持久地将脑脊液从脑室分流到腹膜腔。
  - 目的在于长期预防因脑室内出血、正常脑脊液渗漏通路受阻引发的脑积水。

═══ 快速阅读 ═══

　　通过脑脊液分流来预防脑积水,降低脑血管痉挛的发生率,从而对缺血性脑卒中进行二级预防。如果脑血管痉挛没得到解决,会引发其正常供应区域的二次脑卒中。

第 4 部分

卒中医疗的主要组成部分

第12章

入院前和急诊科

自 1996 年静脉注射组织型纤溶酶原激活剂被 FDA 批准以来,卒中患者的入院前医疗是变化最大的领域之一。反应速度提高了,卒中教育加强了,新的治疗方案不断出现并修改完善,评价急救医疗服务(EMS)质量的特异性参数指标也已设定。现在,院前医疗救护员的急救过程被认为是整个卒中急救过程中关键性的第一步。医疗救护员不再是简单地将疑似卒中患者送到急诊科,由急诊科护士开始评估并记录生命体征。现在医疗救护员直接带患者去做 CT 检查,在途中把报告给急诊科护士或医生;他们记录的最后已知正常时间、神经功能评估、用药史和家庭联系方式被公认为是整个医疗过程中的重要资料。急诊科人员经过培训,能同时处理多项任务。高效的团队能在很短的时间窗内接收、诊断、

（待续）

（续）

评估、治疗患者并与卒中专家取得联系。同院前医疗救护员有测量其反应时间的参数一样,急诊科医务人员也有相应的标准。

本章学习内容:

1. 院前急救医疗服务的评价和处理。

2. 院前急救医疗服务反应过程的质量评价指标。

3. 超急性血压处理指南。

4. 静脉注射组织型纤溶酶原激活剂的用药前后注意事项。

5. 吞咽障碍筛查:基本原理和筛查工具。

6. 远程医疗在急性卒中评估中的作用。

入院前

首要目标是快速评估,尽早稳定,神经功能评估,以及快速转运患者并分流到能治疗卒中的医院(Alberts 等, 2011)。有效的院前措施主要包括:

• 简短、标准的神经功能评估——辛辛那提院前卒中评分量表或洛杉矶院前卒中评估表。

• 熟知本地区内各医院的医疗服务能力;每个卒中中心应该就自身的医疗服务能力对为它们输送卒中患者的医疗救护员进行培训并提供信息。

• 列出经过认证的卒中中心。美国各州情况不同,但许多州都在网上列出本州内经过认证的卒中中心。

- 急救医疗服务代表加入本地区卒中中心的多学科卒中团队。
- 如果通过地面交通将患者送到能治疗卒中的医院需要 1 个多小时,则应考虑空运。

具体的措施被列在美国心脏协会和美国卒中协会关于急性缺血性脑卒中患者早期管理的指南中(Jauch 等, 2013)。

- 这一指南所包含的禁忌事项:
  - 处理高血压——除非是遵医嘱执行。
  - 静脉输液过量。
  - 给非低血糖患者输入含葡萄糖的液体。
  - 口服给药。
  - 行动迟缓,耽误院前急救。
- 质量监督:同护士一样,急救医疗服务也有院前医疗质量参数指标(Acker 等, 2007)。
  - 从接到急救电话到调度应急反应组的时间 <90 秒。
  - 急救医疗服务反应时间 <8 分钟(从接到调度室电话到合理配备人员物资的急救车到达现场的时间)。
  - 调度时间 <1 分钟。
  - 出动时间(从接到调度电话到急救组上路的时间) <1 分钟。
  - 在现场停留时间 <15 分钟(除外特殊情况,如很难把患者解救出来)。
  - 行程时间与创伤或急性心肌梗死的要求相同。

═══════ *快速阅读* ═══════

　　　　许多护士不了解医疗救护员和伞降医生的区别。他们有明显的区别:医疗救护员需要接受 120~150 小时的培训,不能进行静脉输液或肌肉注射。伞降医生需要接受 1200~1800 小时的培训,其中许多取得了 2 年制学位,伞降医生可以进行静脉输液和肌肉注射。在许多地区,院前急救服务人员多数是志愿者。

急诊科:卒中预警过程

黄金一小时

- 指的是从患者入院到静脉注射组织型纤溶酶原激活剂的时间(图 12.1)。
- 美国国立神经疾病和卒中研究所(NINDS)规定了应在黄金时间内完成的关键步骤。
  - 80% 以上的患者需要在 60 分钟内完成这些步骤。

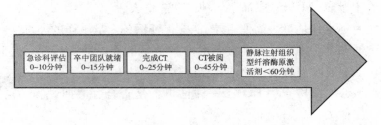

图 12.1　卒中医疗中黄金一小时的构成。

快速阅读

　　"黄金一小时"最早在 20 世纪 60 年代由 R. Adams Cowley 博士提出。二战以后，Cowley 医生通过在欧洲和美国巴尔的摩市的观察研究发现，创伤患者越早接受权威医疗治疗——尤其是在受伤后 60 分钟内——他们的生存概率就越大。"黄金一小时"对于包括卒中患者在内的许多患者有决定性的意义。

初期评估

　　首要目标是识别卒中患者，排除类似卒中的病症。这些评估经常由团队协作，在走廊或 CT 室完成；换句话说，黄金一小时不是一个线性的过程。
- 气道、呼吸、循环。
- 病史——确认最后已知正常时间，询问医疗史，尤其是能影响医生判断患者能否采取治疗措施的内容。
- 使用标准量表进行神经功能评估，如美国国立卫生研究院卒中量表(NIHSS)或加拿大神经功能量表。

- ▪ 标准评估量表简便迅速,能够保证医务人员工作的连贯性。

- 通知卒中团队——在接到医疗救护员的提前通知后,卒中团队通常在患者到达之前就已经在急诊科待命了。

- ▪ 心电图检查(EKG)——评估患者是否合并心肌缺血或心律失常。

- ▪ 血氧饱和度检测——评估是否缺氧。

- ▪ 血液检查——最好由医疗救护员在即将到达急诊科时采血;否则到达急诊科后要尽早采血(检查项目列表见第6章)。

- 特殊患者可能还需要做以下检查,但不应因此耽误治疗决策。

- ▪ 胸片——如果怀疑有肺部疾病。

- ▪ 腰椎穿刺——如果 CT 未显示,但怀疑蛛网膜下腔出血。

- ▪ 脑电图(EEG)——如果怀疑癫痫。

血压管理

　　虽然有大量文献报道,但是关于缺血性脑卒中、颅内出血和蛛网膜下腔出血患者应该维持的收缩压或平均动脉压值却没有统一的意见。以下是从各相关指南中摘取的一般建议,病情和并发症会影响患者的理想血压值,这一点是公认的。关于血压管理和脑血流量自身调节的详细信息见第13章。

- 出血性卒中。

- ▪ 收缩压上限:蛛网膜下腔出血 = 160 mmHg;颅内出血 = 150 ~ 220 mmHg。

- ▪ 下限:依据患者发病前血压值和当前病情而定。使用降压药治疗时,要注意防止用药过量引起低血压。

- 缺血性脑卒中。
  - 血压上限是 = 220/105 mmHg; 遵医嘱给降压药,并密切监测血压,确定是否需要加大药量,或处理低血压。
  - 血压下限依据患者发病前血压值和当前病情而定。使用降压药治疗时要注意防止用药过量引起低血压。缺血性脑卒中发病后,能否成功预防脑水肿,以及能否实现缺血半影区再灌注,均取决于是否能保持合适的血压。

血糖管理

- 血糖上限和下限的建议数值因治疗目的不同而变化。
- 如果血糖水平超过 150 mg/dL,无论患者是否有糖尿病,均需要处理;治疗中需注意防止低血糖。
  - 对正在接受溶栓治疗的患者尤为重要。
  - 证据显示,在最初 24 小时内血糖持续高于 200 mg/dL 的患者预后较差。关于血糖水平的影响和管理详见第 13 章的讨论。

体温管理

- 体温高于 99.6°F 或 37.5°C 时应该采取降温措施,因为体温升高患者预后较差。关于高热的影响和管理详见第 13 章。关于把高热作为一种治疗方法的描述见第 14 章。

溶栓治疗

- 卒中团队评估患者是否符合入组/排除标准。

- 告知患者或家属组织型纤溶酶原激活剂治疗的利弊。
  - 在 3 小时时间窗内注射组织型纤溶酶原激活剂不需要签知情同意书。
  - 在 3~4.5 小时时间窗内注射组织型纤溶酶原激活剂需要签知情同意书。
  - 建议除口头告知外,再做一个书面的情况说明书。
- 血压低于 185/110 mmHg。
- 建议在卒中预警第一小时内配备两名护士。
  - 快速降血压,如果需要,给予降压药。
  - 建立第二条静脉通路。
  - 快速设定、检查药量并进行组织型纤溶酶原激活剂注射(组织型纤溶酶原激活剂用药指南见第 9 章)。
  - 如果需要导尿,则应在注射组织型纤溶酶原激活剂之前或注射完 30 分钟以后插尿管。
  - 只有当患者有恶心、呕吐症状并存在误吸危险时,急诊才能插胃管。
- 经常做神经功能评估和生命体征检测,确保尽早发现患者的病情变化(间隔时间表详见第 9 章)。
- 如果发现出血,或有明显的血管水肿,则应中止溶栓治疗,通知医生并监测患者的过敏反应。

═══ *快速阅读* ═══

　　一名患者在发生失语症、右侧偏瘫后 1.5 小时到急诊科就医,头部即时 CT 显示左侧大脑中动脉供血区域 40% 发生梗死,但没有出血。应该进行溶栓治疗吗？不。如果 CT 显示大脑中动脉供血区域超过 1/3 发生梗死,则提示静脉注射组织型纤溶酶原激活剂可能会引发出血性转化。所以,虽然组织型纤溶酶原激活剂是缺血性脑卒中的一种治疗方法,但用于大面积梗死时,其风险大于疗效。

血管内介入治疗

　　血管内介入一般作为静脉注射组织型纤溶酶原激活剂的后续治疗,或用于不适合静脉注射组织型纤溶酶原激活剂的患者。

* CT、CT 血管造影或核磁血管造影显示某个主要脑动脉的近端存在血栓。
* 同静脉注射组织型纤溶酶原激活剂一样,越早治疗效果越好。
* 因为是有创操作,需要签知情同意书。
  ▪ 除口头告知患者或家属外,再提供一个书面的情况说明书会有很大帮助。
* 介入组到位并准备好以后,护士陪同患者到介入室。
  ▪ 各医院不同,有的是急诊科护士,有的是重症监护室护士。
* 血管内介入术后,无论患者之前是否静脉注射组织型纤溶酶原激活剂,从操作结束开始,应该重新按照间隔时间表开始神

经功能评估和生命体征监测。

吞咽障碍筛查

- 护士的吞咽障碍床旁筛查与言语治疗师的全面评估不同。
  - 检查前禁食水能减少吸入性肺炎的发生率（Hinchey 等，2005）。
  - 文献报道了大量筛查工具,结果各不相同。
    - 正是因为临床试验未能确定最佳筛查工具,所以吞咽障碍筛查未被国家质量论坛纳入卒中核心措施（Donovan 等，2013）。国家质量论坛是一个非盈利组织,它审查、批准医疗服务,并推荐采用标准的绩效考核方式。它的建议和推荐常被联邦政府和许多企业采用。
    - 导致吞咽障碍筛查在 2012 年被从"遵循指南（Get With the Guidelines）"卒中指南和联合委员会的医院绩效考核标准中移除。
  - 肺炎是卒中的常见并发症,所有专家都认可误吸筛查的重要性,认为应该进行筛查以预防误吸和水分不足/营养不良。
  - 美国言语听力协会（ASHA）支持进行护理筛检。
  - 吞水试验已被证实有效,但是实验过程和结果分析仍需进一步研究。与此同时,专家建议多学科综合卒中团队不断提升医疗质量,确保进行吞咽障碍筛查的护士受到良好的培训,并建议对机构的结果数据进行回顾性分析（Donovan 等，2013）。
- 对于不能经口饮食的患者,至少在最初 24 小时内静脉输入等渗液体,如林格液或生理盐水。

远程卒中(远程医疗)的应用

- "远程卒中"一词首先出现在 20 世纪 90 年代,指的是卒中紧急评估和治疗中的交互式远程医疗。
- 建议在医疗资源匮乏地区使用,以帮助更多卒中患者获得急救。
  - 借助双向视听传播技术,脑卒中神经学专家和患者可以互相看到对方并进行交流。
  - 远程提供专家咨询。
- 有助于快速启动已被证实能减少并发症和预防卒中复发的治疗措施。
  - 已被证实能缩短患者从入院到接受静脉注射组织型纤溶酶原激活剂的时间。
- 帮助识别和转运需要接受三级医疗的患者。

===== 快速阅读 =====

　　远程卒中技术不仅有助于快速识别、治疗和转运患者,也能帮助识别不需转院的患者。比如稳定的小面积缺血性脑卒中和没有急救方法的致命的出血性卒中,前者社区医院可以治疗,后者社区医院可以采取安慰措施。远程医疗节省了不必要的昂贵的交通费用,有利于控制医疗成本,同时也避免了患者和家属长途跋涉。

转入重症监护室或卒中病房

- 患者在急诊科的时间应 <3 小时(Jauch 等, 2013)。
- 各个机构情况不一,但是急诊科护士和病房护士最好能面对面交接班。
  - 共同做一次神经功能评估,以确保双方对病情的认识一致。
  - 核对治疗后患者神经功能评估和生命体征监测间隔时间表。
  - 核对治疗计划:血压、体温和血糖的目标值。
  - 核对家属联系方式和患者随身物品。

第13章

卒中病房

长期以来大家一致认为,在特定的卒中病房中,受过良好教育的医护人员能为卒中患者提供专业的医疗,因此,患者会有更好的结果:死亡率下降 17% ~ 28%,出院后可回家休养的患者增加 7%,住院时间缩短 8%(Langhorne 等,1997)。不同机构的卒中病房的具体结构各异,但是基本框架是一致的:一组病床、医护人员、医疗设备和急性脑卒中患者的治疗方案。卒中病房不一定位于医院的最佳位置,但必须具有以上医疗资源,院内大部分卒中患者在此接受治疗。卒中病房可能设置也可能不设置重症监护室,很多本身就是监护病房。本章旨在介绍医院卒中病房和重症监护室的所有卒中患者的护理。第 14 章将重点讨论重症监护室内卒中患者的护理。

本章学习内容:

1. 脑血流量自身调节:为什么血压的控制如此重要?
2. 密切管理血糖和体温的根本原因?

3. 活动：安全性和疗效。

4. 功能评分和严重程度评分之间的区别？

=== 快速阅读 ===

脑血流量自身调节功能是大脑适应全身血压变化作出调整，在全身血压大幅变化时也能保证大脑灌注稳定的能力。这是由一系列复杂的机制通过调整脑血管床的阻力实现的。大脑受伤后发生血流动力学障碍，导致脑血流量受全身灌注压的支配。缺血脑组织代谢需求增加，同时由于水肿导致颅内压增高，需要密切管理血压——不可过高也不可过低。

血压管理

- 卒中患者的血压管理是护士最重要的工作之一。
  - 护士的警惕性和反应速度将影响患者最终的功能恢复。
- 如果全身血压过高，血脑屏障可能会被破坏，导致脑水肿加重，发生出血性转化，或出血性卒中的出血范围扩大。
  - 慢性持续高血压患者更容易发生这些并发症。
  - 对于蛛网膜下腔出血的患者，只要确定动脉瘤不会破裂，可以允许血压有所升高；建议血压上限值是 200 mmHg（Connolly 等，2012）。
- 如果大幅降低血压，可能导致缺血半影区灌注压不足，导致梗死范围扩大，甚至整个半影区恶化为梗死。

- ▪ 慢性高血压患者尤其要注意,即使当血压处于"正常"范围时也有上述危险。
- 血压过高或过低可能不会立即出现临床症状,患者可能看起来"很好",但是却会影响功能恢复。
- 防止便秘;使用大便软化剂,避免用力排便引起血压升高。
- 护理要点:
  - ▪ 如果使用自动血压计,应该根据医嘱规定的血压参数值设定血压过高和过低报警。
  - ▪ 血压的参数值应根据患者病史、卒中类型和范围不同而变化。

体温管理

- 大脑温度比身体核心温度高出约 1℃。
- 高热会使本已受伤的大脑代谢需求增加,同时它还加速缺血级联反应,导致缺血半影区恶化梗死。
- 高达 54% 的蛛网膜下腔出血患者会出现高热。
- 最初 24 小时内的高热可能导致短期死亡率双倍增加。
- 护理要点:
  - ▪ 酌情给予对乙酰氨基酚、阿司匹林或布洛芬。
  - ▪ 毛毯不宜过厚;室温不宜过高。
    - – 家属的健康教育很重要,嘱咐他们不要给患者加盖毛毯。

血糖管理

- 高血糖增加无氧代谢,导致乳酸酸中毒和自由基的产生。
  - 高血糖导致脑梗死范围扩大、出血性转化、溶栓剂的血管再通作用降低,结果是住院时间延长,死亡率升高。
- 一旦临床病情稳定,血糖应控制在 140 mg/dL 以内。
- 静脉输注液体内不能含糖。
- 经常使用胰岛素密切控制血糖值。
- 护理要点:如果使用滑动胰岛素注射法,要确保遵循一个时间表,按时注射,防止血糖过高或过低。

静脉血栓(又称深静脉血栓,DVT) 的预防

- 卒中患者在最初两周内超过50%的时间是静卧在床。
- 不活动和肢体瘫痪使得卒中患者极易发生静脉血栓。
- 最有效的预防措施是早活动。
- 注意肢体位置,预防体位性水肿。
- 普通肝素、低分子肝素和类肝素药物能有效预防静脉血栓,但是对于出血性卒中或大面积缺血性脑卒中患者禁用。
  - 蛛网膜下腔出血患者只要确定动脉瘤不会破裂,即可接受肝素治疗。
- 关于间歇充气加压装置(SCD)的使用褒贬不一,但是不能接受药物治疗的患者推荐应用。
  - 护理要点:(a) 间歇充气加压装置确实放于患者身体之上,

且打开开关时作用更佳;(b) 需要对患者和家属进行宣教,告知此装置的重要性,嘱咐他们不要移除。

- 对于下肢静脉血栓引起肺栓塞的患者,以及属于抗血栓治疗禁忌证的患者,可放置下腔静脉滤器。

===== 快速阅读 =====

卒中患者不宜使用抗血栓弹力袜(TED)。因为它们很难穿进去,而且很少有患者知道自己穿上之后是否舒适。许多卒中患者有感觉和(或)沟通障碍,甚至有意识改变,所以他们可能感觉不到不适感,或者无法表达。2009 年,《柳叶刀》杂志发表了一项 CLOTS-1 ("Clots in Legs or Stockings after Stroke")试验,其结果显示:抗血栓弹力袜虽然对外科患者有效,但对卒中患者却是无效的,甚至会造成伤害,所以卒中患者要避免使用。

心 脏 监 测

- 右侧脑梗死且伴有大的功能障碍的患者发生心肌梗死、心衰、房颤的风险增加。
- 蛛网膜下腔出血患者有心率失常伴"心肌顿抑"的危险(见第 14 章)。
- 发病最初 24 小时需要心脏监测;如果需要则延长监测时间。
- 最新研究显示,在识别房颤和其他严重心率失常方面,72 小时动态心电图(Holter 监测)可能比常规 24 小时监测更有效。

营 养 管 理

- 脱水和营养不良可能会导致恢复延缓；脱水是静脉血栓的潜在诱因。
- 吞咽障碍筛查不仅在急诊进行——患者有任何意识水平改变时，护士均应快速重新筛查吞咽能力。
- 如果患者不能经口进食，应该静脉补林格液或生理盐水，确保体内水分充足（根据患者的情况而定）。
- 如果护士床旁筛查发现患者有吞咽障碍，应该咨询言语治疗师。
  - 可能需要吞钡造影检查，让患者吞钡或进食表面涂钡的食物，同时进行荧光造影，评估吞咽能力。
  - 也可能需要咨询营养师，确定患者的热量需求，给予适量的营养支持。
  - 经常采用短期胃管插管给予营养和药物。
  - 如果需要长期（超过 6~8 周）营养支持，可以进行经皮内镜下胃造瘘术（PEG）；大多数长期疗养医院不接收有胃管插管的患者。
- 护理要点：
  - 严格的口腔护理可减少口腔内细菌数量，降低吸入性肺炎的危险。
  - 胃管插管的患者仍然有误吸的危险。
    - 定期检查胃管的位置和胃内容物的量是护理的关键。
  - 对于可以经口进食的患者，喂食的基本原则如下：

- 采取半坐卧位,最好坐在椅子上,饭后保持30分钟。
- 遵循言语治疗师的意见:吞咽时保持头位(收下巴或伸颈部),并将流食增稠。
- 喂食前进行口腔护理以加强味觉和唾液分泌;进食后进行口腔护理,观察口腔内是否积存食物,并予以清除。
- 进食后需评估患者的肺部情况(Pugh 等, 2012)。

活 动

- 应尽早咨询康复团队,制订康复计划。
- 最初24小时内可由护士协助进行被动活动。
- 指导家属协助患者做拉伸运动;这是一个让家属参与患者治疗的绝佳机会。
- 护理要点:
  ▪ 患者早期下床时,要监测坐位及站位血压。如果发现有明显的升高或降低,应让患者立即回床休息,并通知医生。
    - 如果脑血流量自身调节功能受损,患者大脑灌注将依赖全身血压;当患者下床坐着时,观察神经功能状态的变化,因为它可能反应灌注不足。一经发现,应立刻让患者回床休息,并持续监测,直到恢复之前的状态。如果无法恢复,则通知医生。
  ▪ 如果患者自己可以走动,要注意是否存在视野缺损、凝视障碍或空间忽视症等可能影响上下床能力和安全走动的问题。
  ▪ 对于明显上肢无力患者:

- 肩关节脱臼是一种常见而令人痛苦的并发症,会影响患者恢复。
- 协助患者下床时,或在床上变换体位时,避免拉拽患侧手臂和肩膀。
- 手臂下垫小枕头,减少肢体重量对肩关节的牵拉,避免体位性水肿,并防止手臂从床边滑落或被卡在床垫和护栏之间。
- 对于明显下肢无力患者:
  - 腿下垫小枕头,避免体位性水肿,预防髋关节外旋。

快速阅读

　　整个卒中团队均有责任确保患者或在床上进行拉伸运动,或在他人协助下走动。物理治疗师把活动作为治疗的一部分;神经科护士应该在帮助患者下床坐到椅子上或如厕时促进和强化这种治疗。卒中病房的护士应该掌握正确的身体力学和协助功能障碍患者安全活动的方法。

安全措施

- 防止跌倒。
  - 卒中患者因为运动、感觉、沟通、视觉、平衡和认知等功能障碍更容易跌倒。
  - 护理要点:

　　－增加护理巡视可以降低跌倒概率。

　　－有必要经常进行指导和宣教。

　　－呼叫器放在患者身体健侧、伸手可及的位置。

　　－床旁桌应该放在患者身体健侧。

　　－询问患者是否需要如厕，白天至少每 2 小时一次，晚上每
　　　　4 小时一次。

- 皮肤护理。

　■ 9% 的住院患者中会发生皮肤破损。

　■ 卒中患者由于不活动、感觉缺失、大小便失禁和存在循环障
　　碍，更容易发生皮肤破损；另外，糖尿病是一种常见的增加
　　皮肤破损危险的并发症。

　■ 护理要点：

　　－使用评估工具，评估和预测皮肤破损风险因素。

　　－患者每 2 小时翻身一次，翻身时采用正确的方法，避免摩
　　　擦损伤；每次翻身都应进行皮肤评估。

　　－保持皮肤清洁干燥。

快速阅读

　　卒中后常发生感染，影响预后。研究证据显示卒中
会引发免疫抑制反应，使机体容易感染。卒中后应用免
疫抑制剂可能会增加感染风险——最常见的是尿路感染
和肺炎。

- 预防感染。

　■ 急性卒中死亡患者中约 35% 死于肺炎。

- 使用呼吸机、存在吞咽障碍和长期卧床患者的肺炎发生率最高;肺炎会导致肺不张。
- 高达60%的卒中患者会发生尿路感染,导致预后不良。
  - 留置尿管是尿路感染高发的原因。
  - 括约肌松弛会增加尿路感染的概率。
- 护理要点:
  - 早期活动和勤翻身非常重要。
  - 如第12章所述,应该进行吞咽障碍筛查。
  - 定期、全面地进行肺部护理。
  - 避免留置尿管很重要;如果必须留置,需精心护理、尽早拔除会减少尿路感染发生。
  - 护士和患者勤洗手会减少尿路感染的发生。
  - 对患者进行健康教育和安慰,告知气管插管和(或)插尿管的重要性,避免拉扯或触摸管路,能减轻焦虑,减少感染的发生。

功能评估

- 最好在入院时和出院时各做一次功能评估,其中入院评估对发病前状态进行评分;恢复期也可能需要做功能评估。
  - 对入院前的状态进行评分,目的是为出院计划提供一个功能基准。
  - 出院评分是为了确定功能状态。
    - 出院评分与入院前的得分差距表明卒中的影响大小。
    - 人口得分(均值、中位值、范围值)代表每一个卒中类型的预后。

- 巴氏指数(Barthel Index，BI) 评估患者的 10 项日常生活活动能力。
  - 制作于 1965 年（Mahoney & Barthel, 1965）。
  - 10 项活动分别是进食、洗澡、梳洗、穿衣、控制大便、控制小便、如厕、床椅转移、平地行走和上下楼梯。
    - 每项分数为 0、5、10，其中 0 代表依赖辅助，10 代表独立。
  - 总分从 0（完全依赖辅助）到 100（完全独立）。
    - 评分高于 60 意味着患者预后良好/出院后可以在家休养。
- 改良 Rankin 量表（mRS）评估患者独立能力，而非进行某些特定活动的能力。
  - 首次制作于 1957 年（Rankin, 1957），并在 1988 年修改为现在的版本（Beaglehole, 1988）。
  - 评分范围从 0 （完全独立）到 6（死亡），其中幸存患者的评分最高是 5 分（重度残疾，完全依赖辅助）。
    - 4 分：中重度残疾，无法独立行走，无法独立进行日常生活活动。
    - 3 分：中度残疾，但是能独立行走。
    - 0 ~ 2 分：预后良好。

快速阅读

功能评分(改良 Rankin 量表和巴氏指数)与严重程度评分(美国国立卫生研究院卒中量表、Hunt-Hess 评分、Fisher 评分、脑出血评分量表、改良脑出血评分量表)不同。前者测量功能能力或独立性,而后者用于确定损伤程度以及预测死亡风险。美国国立卫生研究院卒中量表的独特之处在于,它既可用作功能评分量表,又可用作严重程度评分量表。改良脑出血评分量表将并发症考虑在内,因为并发症能增加死亡率。

第 14 章

重症监护室

Susan J. Pazuchanics

　　重症监护室的神经科护理重点是对患者进行敏锐的神经功能评估。识别病情的细微变化的能力会显著影响患者预后。我们都知道"时间就是生命"。经常进行床旁评估需要护士有高水平的神经功能监测和测试能力。重症监护室的神经科护士像侦探一样，依靠准确的评估和监测数据，拼凑出一幅完整的图纸，识别可能对患者不利的变化。神经功能的改变可能是非常细微的，所以神经重症监护室的护士尤其要善于利用护士普遍都有的"直觉"。在整个神经科学，尤其是卒中医疗领域的令人欣喜的发展过程中，神经科护理代表了护理方面的前沿。神经科护理要求护士知识渊博、能力优异、认真观察且能迅速应对细微的变化。

本章学习内容:

1. 重症监护室内出血性脑卒中药缺血性脑卒中的护理。

2. 颅内高压的管理。

===== 快速阅读 =====

颅内压增高的治疗依据是 Monroe-Kellie 假说。头颅是一个封闭的盒子,内含约80%的脑组织、10%的血液以及10%的脑脊液。如果其中一种成分增多,另外一种或两种成分就要减少。治疗决策取决于能够减少何种成分从而降低颅腔内的压力。

评估

- 在重症监护室内,神经功能评估包括第7章谈论的所有检查项目,且更经常。

- 重症监护室护士的神经功能评估还应包括颅神经检查(见第7章)。

  ▪ 颅后窝卒中患者尤其可能发生颅神经受损,因为卒中部位非常接近脑干,而脑干是大部分颅神经的起源处。

- 床旁交接班很重要。

  ▪ 交班时,护理人员共同完成一次神经功能评估,这样交接双方可以对患者状态有统一的认识。

  ▪ 评估结果为护士提供一个基线,利于察觉细微的变化。

- 密切监测神经功能,评估脑水肿加重或再灌注综合征等恶化迹象。

- 常规持续监测心电图,经常测量生命体征,进行护理评估。
- 意识水平是神经功能改变的首发征兆。
  - 如果意识水平发生改变,立即报告医生。

卒中后的并发症

出血性卒中患者

- 癫痫发作。
  - 约 20% ~25% 的蛛网膜下腔出血患者会出现癫痫发作;大脑中动脉破裂后最常见。
  - 血液进入脑实质内或颅内压增高可能会引起癫痫发作。
  - 患者常在急性期服用抗癫痫药。
  - 护理要点:
    - 评估其他可能引起癫痫的因素,比如电解质紊乱或戒酒等。
    - 防止由于患者意识水平改变引起的损伤:加固床挡和采用低床、防跌倒等医院安全措施。
    - 保护气道:病房内备好供氧装置、墙壁负压吸引装置和吸痰管。
    - 可能需要持续床旁监测脑电图。
- 脑积水。
  - 通常发生在卒中损伤后 24 小时内。
  - 注意意识水平的改变。

　　▪可放置脑室引流管,引流脑脊液;引流管的治疗和护理要点将在本章后面讨论。
- 再出血。
　　▪再出血的症状与颅内压增高有关。
　　▪静脉注射血管活性药物,以降低血压或维持血流动力学稳定,预防再出血或出现脑灌注不足的风险。
- 脑血管痉挛。
　　▪蛛网膜下腔出血患者神经功能恶化的常见原因,不会在最开始出现。
　　▪通常在初次出血后4~10天出现。
　　　－蛛网膜下腔出血后21天仍可能发生。
　　▪经颅多普勒可用于监测脑血管痉挛。
　　　－通过临时窗监测血流的超声技术。
　　▪治疗方案。
　　　－3H疗法:即高血压、血液稀释和高血容量。
　　　－应用血管活性药物以维持高血压。
　　　－输入等渗液体和(或)白蛋白以维持高血容量,同时降低血液黏稠度。
　　　－应用镁和(或)钙通道阻滞剂,即血管平滑肌松弛剂,以减轻脑血管痉挛。
　　▪护理要点:
　　　－观察患者是否存在抑郁或嗜睡情况。
　　　－蛛网膜下腔出血后经常发生心电图变化;虽然大多数是良性的,但是不排除有心肌缺血的可能,应注意排查。
　　　－可能需要检查心肌标志物和12导联心电图。

======= **快速阅读** =======

蛛网膜下腔出血患者常见脑耗盐（CSW），其临床症状包括低钠血症和多尿。脑耗盐的低钠状态是由肾脏排钠过多引起的，与抗利尿激素异常分泌（SIADH）综合征引起的稀释性低钠水平不同。医护人员必须认识到症状背后的机制，治疗脑耗盐时采用口服钠盐和（或）输入高渗盐水，而不是限制补液。限制补液不利于蛛网膜下腔出血患者的预后。

缺血性脑卒中患者

- 脑水肿。
  - 在大脑中动脉大范围卒中后尤其多发；导致神经功能状态持续恶化。
  - 甘露醇和高渗盐水可减轻脑水肿。
  - 体温管理同样重要，将在本章后面讨论。
  - 护理要点：
    - 密切监测神经功能状态；意识水平改变是早期征兆。
    - 大多数神经科患者禁止输入含葡萄糖液体。
  - 随着机体消耗液体内的葡萄糖成分，剩余的水分会穿过血脑屏障，加重脑水肿。
    - 最好选用等渗液体（0.9% 生理盐水或林格液）。
- 出血性转化。
  - 报道显示，出血性转化的自然发生率为 0.6% ~ 10%。

- 在美国国立神经疾病和卒中研究所的试验中,接受静脉 tPA 治疗的患者发生出血性转化的概率为 6.4%。
- 很多没有临床意义(临床意义包括患者是否有症状、是否需要改变治疗策略、是否导致残疾或死亡)。
- 点状出血和脑实质出血。
  - 点状出血:经常在做常规 24 小时影像检查时发现;患者一般无症状。
  - 脑实质出血:影响广泛;患者通常有症状。
- 静脉注射 tPA 后,血压是一个重要的影响因素,尤其在最初 24 小时内。
  - 血压升高一般在注射 tPA 后 6 小时达到峰值。
  - 注射 tPA 后,血压每升高 10 mmHg,发生出血的概率增加了 59%(Butcher 等,2010)。
  - 如果降压药无效,根据需要可持续静脉输入血管活性药。

介入术后患者的管理

- 生命体征监测和神经功能评估(与静脉注射 tPA 相同):
  - 术后 2 小时内:每 15 分钟一次。
  - 此后 6 小时:每 30 分钟一次。
  - 此后 16 小时:每小时一次。并且,此后根据护理级别而定。
- 腹股沟穿刺点影像学检查及下肢远端血管脉搏检查。
  - 术后 2 小时内:每 15 分钟一次;此后 2 小时:每 30 分钟一次;此后每小时一次。
- 护理要点:

- 评估患者、穿刺点和穿刺腿,查看是否有以下症状:
  - 穿刺点血肿。
  - 穿刺部位肿胀或出血。
  - 形成假性动脉瘤、动脉夹层或血块。
    - 背部或大腿疼痛加重。
    - 穿刺腿苍白、疼痛及感觉异常。
  - 血流动力学不稳定,即失血引起的低血压和心动过速。
  - 脉搏:足背及胫后动脉。
  - 一种快速评估的方法是将脉冲血氧饱和度监测仪的探头放到穿刺腿的脚趾上,以监测肢体血流量,尽早发现并发症。
  - 鞘管的管理与动脉置管类似。持续放置压力袋,压力线与血流动力学监测器连接,监测器设定报警阈值。

　　重症监护室的所有卒中患者都要监测颅内压。降低颅内压的方法包括:

- 减少对患者的刺激。
  - 限制探视,减少物理刺激。
  - 减少不必要的护理操作。
  - 调暗灯光,避免白噪声。
  - 只在必要时吸痰。
- 将患者放到合适的体位。
  - 床头摇高 30°,除非有禁忌证。
  - 颈部正中位,促进静脉回流。
  - 髋关节不可弯曲,这会增加颅内压。
  - 消除一切外部影响(如褶皱的床单等)。

- 监测消化和营养。
  - 每天使用大便软化剂；防止憋尿。
  - 一旦患者通过吞咽障碍筛查，应尽快开始喂食。
    - 未通过吞咽障碍筛查的患者，在开始经口进食前，一定要咨询言语治疗师。

================== **快速阅读** ==================

卒中患者介入手术后可能出现脑缺血再灌注损伤，即发生缺血但可以挽救的脑组织再灌注后，组织损伤程度迅速增剧的情况。再灌注损伤与白细胞和血小板有关，可能引发致命的脑水肿、颅内出血或卒中范围扩大，并可能破坏血脑屏障，导致血管性水肿。

  - 护理要点：
    - 卒中患者由于吞咽障碍经常需要肠内营养支持。
    - 早期营养支持至关重要：
      - 避免肠道菌群紊乱引发的败血症。
      - 通过维持营养均衡和蛋白质水平，避免血管内的液体外渗。
    - 可以插入鼻胃管或经皮内镜下胃造瘘管以提供营养。
      - 放置胃管后应先拍 X 线片，确定到位后再开始使用。
- 遵医嘱给予镇静药。
  - 可以静脉给予止痛药、镇静剂和（或）肌松药。
    - 确保持续镇痛和镇静。
  - 药物诱导的昏迷可用于治疗顽固性颅内高压。

- 需要持续监测脑电图。
- 注意肾衰竭和肝衰竭患者的药物代谢与排泄。
- 管理血压。
  - 平均动脉压（MAP）=[（2 ×舒张压）+ 收缩压]/3
    - 在正常大脑中,平均动脉压达到 60 mmHg 即可灌注冠状动脉、大脑和肾部。但是要想灌注受伤的大脑,60 mmHg 却是不够的。
    - 应该严格遵从患者特异性的血压目标值。
  - 平均动脉压 - 颅内压 = 脑灌注压（CPP）。
    - 脑灌注压应该在 60 mmHg 或更高,除非有禁忌证。
  - 关于全身血压的管理和脑血流量自身调节的讨论详见第 13 章。
  - 护理要点：
    - 按照患者的特异性目标值为床旁监测设备设定报警阈值。
    - 考虑颅内高压的其他诱因：
      - 情绪激动——可由恐惧、混乱、过度刺激、愤怒、感觉冷/热/疼痛等引起。
      - 疼痛——导尿管、静脉穿刺点、动脉置管、脑室外引流、手术部位、手术穿刺点。
    - 当血压值在医嘱规定的目标值范围外时,要先重新评估目标值,再采取措施,不要单独处理血压。
    - 如果服用了降压药,每 15 ~ 30 分钟测量一次血压,以确定血压是否迅速降到了目标值。
- 维持液体和电解质平衡。

- 常规持续静脉输入生理盐水。
- 血钠水平低时可持续输入高渗盐水(> 0.9%)。
- 血糖水平——根据患者病情,至少每6小时检测一次。
- 护理要点:
  - 输入高渗液体时要经常做实验室检查,监测电解质水平。
  - 警惕避免引起中央髓鞘溶解症——观察意识水平降低、混乱和痉挛。
  - 记录每日体重,监测患者液体平衡。

• 使用利尿剂减轻脑水肿。
- 甘露醇(渗透性利尿剂)和高渗盐水通过使脑细胞内液体渗出到血管内降低颅内压。
- 静脉推注23.4%的高渗盐水,以减轻严重脑水肿。
- 护理要点:
  - 在渗透性利尿治疗期间监测电解质和血浆渗透压。
  - 监测脱水的症状和体征。
  - 记录每日体重,监测液体平衡。

• 预防性给予抗癫痫药。
- 护理要点:
  - 注意意识水平降低。

• 引流脑脊液,监测颅内压。
- 利用脑室外引流管引流脑脊液,降低颅内压。
  - 经颅骨钻孔插入侧脑室。
  - 被认为是最精确的颅内压测量方式 (Morganstern 等, 2010)。
- 护理要点:

- 引流管基于重力原理工作；引流高度（与患者体位有关）决定引流出的脑脊液量。
  - 引流管必须"归零"以测得精确的颅内压值。
    - 患者变换体位时应重新确定水平面。
  - 导管的"零"点或"水平面"一般在耳屏或外耳道；"零"点根据医嘱确定。
  - 根据患者特异性的参数值设定报警阈值。
- 严格无菌操作，降低医院内中枢神经系统感染的风险。
  - 为了降低感染风险，插管前要剪头发，但不能完全剃光，这样不利于敷料附着。
  - 操作时戴口罩和无菌手套。
  - 必须保持敷料干燥完整。
- 其他监测颅内压的装置：
  - 蛛网膜下腔螺栓——经颅骨钻孔插入。
  - 硬膜外导管——经小钻孔插入。
  - 脑实质内压力监测器——经穿颅螺栓插入。
- 控制呼吸参数。
  - 脑氧监测仪协助评估脑组织血液灌注和脑氧合情况。
    - $SjvO_2$ 导管——颈静脉血氧监测仪，测量颈静脉血氧饱和度。
  - 避免过度通气，因为低碳酸血症有很强的血管收缩作用。
  - 防止二氧化碳过高，因为高碳酸血症有很强的血管扩张作用。
  - 护理要点：
    - 经常做口腔护理能降低呼吸机相关性肺炎（VAP）的风

　　险。

　　　–深入会厌吸痰,预防口腔菌群感染肺部。

　　　–床头抬高30°有助于预防呼吸机相关性肺炎。

- 常温或低温治疗。

　　■ 身体核心温度的目标值是低于37℃。

　　■ 当其他措施无效时,可采用几天的低温疗法(温度33℃ ~
　　　35℃)降低颅内压。

　　　–低温能降低脑细胞代谢,从而降低颅内压。

　　■ 患者常出现寒战,导致代谢需求增加,颅内压增高。

　　　–哌替啶、镁和丁螺环酮等药物能有效控制寒战。

　　　–护理要点:

　　　　◦ 遵医嘱给予退烧药,预防发烧。

　　　　◦ 低温治疗过程中,通过监测电解质和心电图检测是否
　　　　　发生心动过缓。

　　　　◦ 使用空气加温毯减轻寒战。

　　　　◦ 采用暖手器和体表升温措施,在不提升患者体温的同
　　　　　时减轻寒战。

　　　–最好每2~4小时进行一次皮肤护理,检测皮肤是否有破
　　　　损或冻伤。

　　　–复温过程必须缓慢进行,防止引发脑水肿,导致颅内高压
　　　　反弹。

　　　◦ 复温过程中全程监测电解质。

　　　◦ 谨慎控制钾的摄入,保持细胞水平内电解质平衡。

===== **快速阅读** =====

在低温治疗过程中,如果患者未能维持在治疗目标温度,或冷却设备需要加大功率才能维持目标温度,考虑可能有感染或轻微寒战。

- 偏侧颅骨切除术后护理。
  - 移除部分骨瓣后颅腔大小可以有一定幅度的改变,为脑室膨胀提供空间,降低了脑疝风险。
    - 脑疝常见于恶性大脑中动脉瘤引发的大面积缺血。
    - 护理要点:
      - 下床时,戴上保护性头盔,因为颅骨已经不完整了。
      - 需进行严格的伤口护理,防止手术部位感染。
      - 如果把骨瓣存储在皮下组织(腹部或大腿),提供伤口护理,并监测感染迹象。
      - 术后 6 ~ 8 周,即红肿和颅内压增高的风险期过去之后,重置骨瓣(患者自己的骨头或假体材料)。

第15章

治疗团队中的患者和家属以及向恢复期的过渡

　　救护急性卒中患者的多学科团队成员包括医生、床旁护士、治疗师、药剂师、社工、病例主管、牧师，以及患者和家属。其中，专业医务人员的角色明确，而患者和家属的技能和知识却参差不齐。许多医疗专业人员一致认为，患者和家属应该从入院第一天就加入医疗计划，这对于实现治疗目标至关重要，而且可以协助制订最佳出院计划。由于团队不断变化，需要一个协调员以确保一致性。无论患者在哪住院，一个通用的卒中医疗标准是：护士协调多学科团队成员的各项活动。采用临床路径模式、标准医嘱和治疗方案有助于护士进行协调，而且能提高医疗质量，改善患者结果。最后，神经科护士有机会和责任为患者建议最好的医疗，而通过与家属和看护者合作将确保这一点。

本章学习内容:

1. 健康教育内容的优先次序和时序。

2. 与家庭互动中可能存在的障碍。

3. 出院计划标准。

═══════ 快速阅读 ═══════

　　"治疗环境"指的是周围的条件,其中疾病等因素影响治疗过程。这个词在很多治疗场合被使用过。在急诊科,治疗环境会影响药物和治疗决策、患者满意度及心理互动。此时,卒中对患者和家属的影响都是威胁性的,因为他们不知道将要面对什么。因此,急诊科的治疗环境对于减轻压力和确保家属参与治疗计划尤其重要。

患者和家属的健康教育

- 在不同病例中,患者和家属对健康教育的准备程度各不相同。
  - 注意——你的患者或患者家属已经存在哪些问题/顾虑?
    - 可能是口头表达,也可能不是口头表达(身体语言、情绪)。
  - 从他们想要知道的开始——这能减轻焦虑,并使他们更加重视你传达的信息。
- 信息简要且重点突出。
  - 没有患过卒中的成年人只能记住他们看到和听到的信息的30%。

- 询问他们刚刚听到了什么——被称为"教回方法"（Xu, 2012）。
  - 药物："让我们回顾一下每种药物的作用"。
  - 危险因素："让我们回顾一下控制糖尿病的一些策略"。
  - 症状和体征："你能告诉我一些你没有经历过的卒中的症状吗？如果你出现了其中任何一种症状，你会怎么做？"
- 提供书面材料以巩固教育内容。
- 简要回顾前一天讲的内容；如果信息已经被遗忘了，就再重复一次。
- 健康教育内容的优先次序。
  - 监测设备。
  - 诊断检查——包括什么？为什么？
  - 药物。
  - 治疗计划，包括预期的住院时长。
  - 卒中或短暂性脑缺血发作的类型。
  - 患者特异性危险因素。
  - 拨打急救电话的重要性。
  - 出院带药和随访。
  - 联系信息——以防出院后存有问题或顾虑。
  - 在随访时深度讨论引发卒中的生活因素。
    - 在患者努力适应卒中的影响时，告诉他们这是咎由自取的，患者可能会崩溃。
    - 一些患者可能会提问，并且已准备好聆听，但是重要的是治疗，而不是责备。

- ▪ 记住卒中通常导致患者焦虑、过激、失眠,甚至有认知障碍,而家属的情况也好不到哪去。
  - – 详细介绍解剖和病理知识对于患者和家属并无益处。
    - ◦ 为了节约患者和家属以及护士的时间,健康教育应该仅限于"需要知道的内容"。
- 健康教育和支持材料的来源。
  - ▪ 美国卒中协会和美国心脏协会。
    - – www. strokeassociation. org 和 www. americanheart. org
    - – 《Stroke Connection》杂志。
    - – 制订患者健康教育材料。
  - ▪ 美国国家卒中协会（NSA）。
    - – www. stroke. org
    - – 《Stroke Smart》杂志。
  - ▪ 脑发作联盟。
    - – www. stroke-site. org
  - ▪ 美国国立神经疾病和卒中研究所。
    - – www. ninds. nih. gov
  - ▪ 家庭看护者联盟。
    - – www. caregiver. org
  - ▪ 美国国家失语症协会。
    - – www. aphasia. org

与患者或家属互动中可能存在的障碍

- "问题"患者或家属。

- 记住卒中会严重威胁家庭结构和功能。
  - 经常安慰和跟进非常有帮助。
  - 使用积极倾听技巧。
  - 预测并提前解答他们的问题。
  - 他们的生气和沮丧并非是冲着你的。
  - 提供精神支持。
- 多名家属问同样的问题。
  - 委派一名人员回答问题,避免重复和矛盾的解释。
- 一名家属向治疗团队的不同成员询问同样的问题。
  - 可能是由于焦虑;与那名家属谈话,问他/她为什么觉得需要持续问同样的问题。
- 对于治疗计划认识不一致。
  - 是由于治疗团队中的不同成员给予了混淆的信息吗?
    - 向患者和家属保证你将澄清差异,并与团队中的所有成员沟通。
  - 当每一名医生都认为这名患者非常重要时,护士应该加以重视。
    - 确保每一名医生都了解并且认可治疗计划。
    - 将计划传达给团队中的所有成员,包括患者和家属。
  - 家庭动力学的原因?
    - 召开患者、家属、医疗团队共同会议,确保所有人同时得到相同的信息。
  - 充分利用整个团队的力量,包括精神支持者和患者权益倡导者。

快速阅读

　　所有的患者都想尽早出院,而家属也希望他们能回去。研究显示,家庭疗养相比其他疗养机构花费少,且患者功能结果更佳。但是,3/4 的卒中幸存者需要家人照料,而家人可能无法承受这样的负担,导致患者出院后只能到疗养机构。团队全体成员精心制订出院计划时,不仅要评估患者的需求,还需要评估家庭提供持续支持的意愿和能力。

向恢复期的过渡

　　患者出院后的去向由治疗团队根据以下情况决定:

	家庭/家庭医疗	急救康复机构	专业护理机构
进行日程生活活动的能力	能够独立或需要辅助完成日常生活活动;家内有合适的看护者	有可能恢复独立日常生活活动能力(完全独立或需要辅助)	恢复独立日常活动能力的希望渺茫,或预计需要几个月的时间
参与治疗活动的能力	可由门诊治疗师协助完成或自己独立完成治疗活动	每天至少能坚持 3 小时的联合训练	能够参与治疗训练,但是速度较慢;或者只能接受监护
其他因素	能够几乎是不出户,接受家庭医疗服务;家庭医疗服务以 60 天为一个周期	有并发症,需要医务人员 24 小时护理	需要院内提供的日常专业护理或康复服务

- 如果患者长期需要呼吸机管理、肺炎或败血症管理、癫痫管理,或存在其他必须接受急救等级的治疗的并发症,则患者从短期急救医院出院后可以到长期急救医院。
- 如果患者被选定进行姑息治疗或安慰治疗,可以送去接受临终关怀。
  - 可以是在医院、专业护理机构、住院患者临终关怀机构或在家。

===== **快速阅读** =====

　　看护者称,他们最大的担心是从治疗机构到家庭的过渡,即如何在家开始或继续康复的过程。卒中协会组织和支持团体有哪些,在家里由谁看护,以及选择何种治疗和辅导方案,这些被认为是需要在转运回家之前解决的重要问题。

家庭是否已准备就绪

- 评估家属或看护者的需求和顾虑对于确定他们是否对出院计划已准备就绪非常重要。
  - 治疗全程都有不同的评估工具可供使用 (Miller 等, 2010)。
- 在出院前,家属或看护者需要了解他们应避免什么、需要做什么或日程表,以及背后的原因,以便他们对治疗计划予以支持或意识到他们无法完成。
  - 体位和如何操作、转移和肩部护理、喂食注意事项、沟通策略和关于促进患者独立性的指导。

- 提供如厕、洗澡、穿衣等日常生活活动支持的意愿。
- 皮下注射抗凝血药或胰岛素等药物管理。
- 胃管喂食的管理。
- 血糖监测。
- 带患者看医生和进行治疗的需求。

- 复发或新发卒中的症状以及拨打急救电话的重要性。
- 由治疗师进行家居环境评估，以确定可访问性、安全性、需要的设备或是否需要改进。
- 可利用的社区资源的信息。
  - 提供详细的联系方式：姓名、电话号码、地址和电子邮件地址。

=========== 快速阅读 ===========

2002 年，Bakas 等人在一本书中汇总了看护者们对卒中看护者同胞的忠告。包括以下建议：(a)在出院前要获取更多信息；(b)参加培训课程和加入支持团体；(c)寻找关于卒中的书或其他纸质材料；(d)列一个问题清单；(e)参加治疗研讨会，学习卒中幸存者可以做什么。

第5部分

恢复期护理要点

第16章

康复医疗

在过去十年中,关于大脑面对内部和外部刺激进行自我修复的潜力的知识显著增多。治疗和康复方法发生了巨大的发展变化。这些变化同急救医疗的改善一起,促进了认知障碍、运动障碍以及感觉和感知障碍等功能的恢复。

全面的卒中康复计划应该包括:(a)改善神经功能障碍、心理和认知障碍的策略;(b)协助日常生活活动的策略;(c)预防二次并发症;(d)提高家居独立性的策略;(e)采取职业疗法,尽可能促进患者复工和重新融入社会。

本章学习内容:
1.常见的恢复期并发症。
2.专业的康复治疗方法和器材。
3.新兴的卒中康复策略和研究。

病床不是战场

　　无论卒中患者的恢复期在医院康复中心、专业护理机构，还是在家接受门诊患者服务，多学科治疗团队都应该共同努力，尽量满足患者的需求。护士一般与卒中患者和看护者的直接接触最多，所以常作为治疗的协调员，也因此需要了解治疗团队其他成员工作的多样性。护士与患者和家属或看护者，以及治疗师、营养师、药剂师和医生的沟通是保证同步满足卒中患者复杂需求的关键。有时需求会重叠，比如，认知障碍可能需要言语治疗师、职业治疗师（OTs）和神经心理学家共同解决。因此，理想的状态是，不管是谁的工作，也无论协调员是谁，治疗团队的所有成员都共同合作。

恢复期并发症

- 肩痛。
  - 高达80%的卒中患者会出现肩痛伴上肢麻痹，原因包括转移和变换体位过程中的牵拉，或由于患侧手臂重量以及错误的肢体位置和支撑造成的半脱臼。
  - 治疗包括渐进的拉伸运动、电刺激、热疗、消炎药和止痛药。
  - 护理要点：
    - 确保在转移患者、下床活动和床上变换体位时正确操作。
    - 患者在椅子上或床上休息时应小心放置患侧肢体。

- 尿失禁和便秘。
  - 大小便失禁很常见,但通常在 2 ~ 4 周内恢复正常。
  - 神经源性膀胱会引起急迫性尿失禁或充溢性尿失禁,但多见于认知功能障碍的患者。
  - 可能是由于尿路感染引起的。
  - 便秘在两周后更常见。
    - 原因包括不活动、液体摄入减少和抑郁。
  - 护理要点:
    - 制订一个定时排尿计划。
    - 制订一个排便训练计划。
    - 鼓励活动,促进排便。
    - 保证摄入足够的液体和高纤维饮食。
    - 可能短期需要大便软化剂和泻药。
- 抑郁。
  - 卒中后常见,报道的发生率高达80%。
  - 由于功能/独立性丧失造成的心理影响或脑神经递质功能改变造成的生物影响。
  - 治疗包括抗抑郁药和心理治疗。
  - 护理要点:
    - 如果发现以下情况,通知医生:淡漠、哭泣或明显的悲伤、总感觉疲乏、睡眠障碍、食欲减退或有轻生念头。
    - 有许多筛选工具可供选择,而且已被证实有助于识别抑郁的早期征兆(Miller 等,2010)。

===== **快速阅读** =====

　　曾有证据显示,即使没有抑郁症状的患者在服用抗抑郁药之后也会有更好的功能恢复。此后几年,许多医生开始对急救住院的所有卒中患者给予抗抑郁药,以确保在早期康复阶段血压水平适中。然而,因为药物有副作用和相互作用,现在建议只有在发现抑郁症状后才进行抗抑郁治疗。

- 创伤后应激障碍(PTSD)。
  - 最新研究报道,23%的卒中患者在第一年内存在创伤后应激障碍,11%的患者经历慢性创伤后应激障碍(持续时间超过3个月;Edmondson等,2013)。
  - 创伤后应激障碍是一种由创伤事件引发的焦虑症。
  - 症状包括:梦魇、心跳加速和血压升高,以及回避与创伤有关的事件或情境。
  - 治疗包括认知行为疗法、暴露疗法、眼动脱敏与再加工(EMDR)以及抗抑郁药。
  - 护理要点:
    - 如果发现创伤后应激障碍的症状,应通知医生。
    - 关于沟通和处理方法,遵照治疗师的建议。
- 跌倒。
  - 40%的卒中患者在康复早期会跌倒;22%因此而受伤。
  - 存在半侧空间忽略、认知障碍和更严重缺陷的患者更常发生。

▪ 护理要点：

　　– 呼叫器或其他呼救的设施应该放在患者健侧伸手可以得到的范围内。

　　– 在活动时备好眼镜、合适的灯光和防滑鞋。

　　– 改进环境以降低跌倒风险，如安装护栏和扶手、放置防滑垫、调高马桶、拉平地毯、保持整洁和避免过度疲劳。

▪ 指导患者和家属在患者跌倒后如何爬起，避免常见的试图爬起时造成的损伤，以及过长时间被卡住且无法够到手机或呼叫器。

• 营养不良。

▪ 在卒中发生后 2 ~ 3 周，报道称严重的卒中患者有 50% 出现营养不良。

▪ 护理要点：

　　– 体重减轻超过 3 kg 需要密切评估营养状态。

　　– 如果怀疑营养失衡，则监测尿液颜色，比较尿量和摄入的液体量。

　　– 与言语治疗师和营养师的合作对于确定营养不良的原因非常重要。

▪ 治疗包括辅助喂食和液体摄入。

• 痉挛。

▪ 高达 65% 的卒中患者会发生痉挛。

▪ 治疗包括伸展运动、使用夹板和药物治疗。

　　– 研究已证实，局部痉挛时向痉挛肌肉注射肉毒素能有效改善伸展运动和防止挛缩。

　　– 口服巴氯芬、苯二氮和替扎尼定可用于全身痉挛，但是它

　　们的首要用途是镇静,其次才是缓解痉挛。

　　－巴氯芬可通过鞘内泵给药。

・护理要点:

　　－帮助或鼓励患者全天做伸展运动;遵从治疗师的建议,但是这不仅仅是治疗师的责任。

　　－了解如何放置夹板,确保根据治疗师的建议正确使用夹板。

家属和看护者的支持

・家属或看护者压力过大和没有能力持续进行照料是导致卒中患者去疗养机构的首要原因。

・疗养机构会增加患者抑郁症、社交孤立、健康恶化和死亡的风险。

　　▪抑郁症患病率高达52%。

　　▪死亡率增加63%。

・护理要点:

　　▪持续评估家属或看护者的需求和顾虑。

　　▪康复过程全程都有评估工具可供使用(Miller 等, 2010)。

康复治疗

・康复器材。

　　▪功能性电刺激治疗仪。

　　　　－电极放到患肢可诱发肢体运动;重复进行可能部分改善

　　神经功能。

- 上肢：Bioness（Ness）H200 和 Neuro-move T 治疗仪。
- 下肢：Bioness（Ness）H300 和 WalkAide 治疗仪。
- 吞咽：VitalStim 和 Experia 治疗仪。

■ 动力夹板。

- 机械辅助矫正手和腕部。
- Saeboflex 夹板。

■ 减重步行机（BWSTT）。

- 在步行训练的同时用吊带减轻负重。
- AutoAmbulator、Lokomat、LiteGait 和 SMART Balance Master 减重步行机。

■ 治疗机器人。

- 一种先进的训练机器，可指导患者重复运动。
- 上肢：InMotion 2 代 和 3 代、ReoGo、Amadeo 和 Myomo e100 机器人。
- 下肢：ReoAmbulator、Anklebot 和 PK100 机器人。

• 康复治疗方法。

■ 约束诱导运动疗法（CIMT）。

- 健侧手臂佩戴手套约束活动，鼓励使用患侧手臂；一般持续两周，每周 5 天，每天 6 小时。

■ 注射肉毒素（参阅本章中恢复期并发症的"痉挛"项）。

- Botox、Dysport 和 Myobloc 肉毒素。

■ 脑刺激疗法。

- 重复刺激梗死部位，促进大脑自我修复能力。
- 经颅磁刺激（TMS）和经颅直流电刺激（TDCS）。

- 虚拟现实技术。
  - 用于运动训练、提高四肢活动性和活动强度的计算机仿真系统。
  - "Wii-hab"或"Wii-habilitation"Armeo 技术。
- 心理训练。
  - 让患者想象患肢在运动,通常是手臂。通过播放录音使患者集中注意力。
  - 是约束诱导运动疗法的有效辅助。
- 镜子疗法。
  - 以某种方法摆放镜子,使得患者在活动健侧手臂时在镜子里看到自己的患侧手臂在动。
- 认知疗法。
  - 两种常见的方式:
    - 重建受损的认知技能——派发特定任务。
    - 弥补受损的认知技能。
  - 由多学科医务人员完成——团队成员必须相互沟通,避免遗漏或重复。

================ 快速阅读 ================

　　总体而言,在卒中幸存者中,超过 65 岁的女性患者比男性患者的残疾程度更高;实际上,即使消除年龄、种族、教育和婚姻状况的影响,女性患者能够独立进行日常生活活动的可能性也只有男性的一半(Go 等,2013)。

- 新兴的卒中康复策略和研究。

- 美国国立神经疾病和卒中研究所资助的临床试验。
  - 卒中后运动实验（LEAPS）。
    ○ 比较在卒中后采用减重步行机和简单的步行训练 2 个月和 6 个月时的差异。
  - 跨学科综合卒中患者手臂康复评估（I-CARE）。
    ○ 结合了多项参与者自选任务训练的名为"加速技能获得计划（ASAP）"的手臂训练疗法与两种标准疗法（共计 30 小时的惯用手臂训练疗法和治疗方案规定时长的惯用手臂训练疗法）的比较。
- 神经干细胞移植。
  - 关于静脉输入干细胞是否有助于卒中后大脑修复和功能结果改善的研究一直在进行。
- 脑成像技术辅助治疗。
  - 研究显示 PET 扫描成像技术与治疗活动结合，可以提供一个各区域的地图，每进行一项治疗活动，就有一个区域点亮。
    ○ 意味着它有助于制订个体化治疗计划。
    ○ 由于费用昂贵，应用不广泛。
- 植入式神经刺激器
  - 与经颅刺激治疗仪类似，但是需要植入皮质表面。
    ○ 与经颅刺激治疗仪相比，免去了头部备皮的需要。
    ○ 给予损伤区域更直接的刺激。
    ○ 与经颅刺激治疗仪相比创伤性更大。
    - 磷酸二酯酶抑制剂——研究以确定其是否能促进缺血性脑卒中患者神经再生和突触形成，改善局部血流。

快速阅读

　　关于卒中康复的研究试验日益增多。遗憾的是,大多数研究仍然致力于躯体功能恢复。认知障碍影响65%的卒中患者,而且会阻碍康复,但关于认知障碍的研究很少(Duncan,2007)。专家们一致认为,认知障碍的特性以及现有评估方法的不足使得人们很难对患者分类,以进行研究。

第17章

二级预防

二级预防指的是各种治疗、手术、药物等措施和生活方式的改变,目的是降低再次发生卒中、短暂性脑缺血发作和心肌梗死等血管病变的风险。每年的795 000卒中患者中约25%会复发。没有人会否认医疗费用已经过于高昂,而如果不采取措施,医疗费用会持续上升。专家预测,到2030年,卒中的医疗费用会增加129%(Ovbiagele等,2013)。因此,医疗专家应该在卒中或短暂性脑缺血发作患者住院期间采取二级预防措施。对有些患者来说,住院是他们在某段时间内第一次接受全面身体检查。第10章和第11章已经讨论了二级预防的手术方法,本章将概述危险因素的控制、药物、非急救治疗和生活方式的改变,这些措施已被证实能降低二次卒中的风险。

本章学习内容:
1. 卒中最常见的危险因素。
2. 控制和(或)消除卒中危险因素的建议。

═══ **快速阅读** ═══

> 　　本书第 12 章中描述的远程医疗不仅有助于卒中急
> 救,在二级预防中同样很重要。现在,小医院通过使用远
> 程卒中技术,在确定卒中病因时能得到神经专家的指导,
> 这对于制订个体化治疗方案以预防二次卒中,即二级预
> 防至关重要。

高血压

- 卒中和短暂性脑缺血发作是最重要的诱因,可以预防和治疗。
- 2003 年,美国国立卫生研究院(NIH)改变了我们对于高血压
  的态度(美国国立卫生研究院, 2003)。
  - 以 115/75 mmHg 为基线,收缩压每增加 20 mmHg,或舒张
    压每增加 10 mmHg,发生心脏病和卒中的风险就增加一倍。
- 高血压前期:血压介于 120/80 mmHg 和 140/90 mmHg 之间,
  曾被认为是正常的。
  - 发生心脏病或卒中的风险翻倍。
- 高血压:血压高于 140/90 mmHg。
  - 发生心脏病或卒中的风险增加四倍。
- 药物。
  - 血管紧张素受体阻滞剂(ARB)、血管紧张素转换酶(ACE)
    抑制剂、钙通道阻滞剂和 β 受体阻滞剂。
  - 根据患者的并发症、年龄和种族选择药物。

－白种人用血管紧张素受体阻滞剂效果更好。

－非裔美国人用血管紧张素转换酶抑制剂加利尿剂效果更好。

－糖尿病患者最好选用血管紧张素转换酶抑制剂。

糖尿病

- 美国成年人糖尿病患病率为 8%（Furie 等，2011）。
  - 报道的缺血性脑卒中患者的糖尿病患病率高达 33%。
  - 可能导致多发性腔隙性卒中。
- 血糖进入血红细胞，与血红蛋白结合，生成糖化血红蛋白；血糖越多，生成的糖化血红蛋白（Hgb A1C）越多。
- 糖化血红蛋白值代表了前 2~3 个月的平均血糖值。
  - 糖化血红蛋白的目标值是小于 7%。
- 药物：胰岛素或口服降糖药。

血脂

- 低密度脂蛋白胆固醇（LDL-C）的目标值是 < 100 mg/dL；对于存在多种危险因素的患者，目标值是 < 70 mg/dL。
  - 药物：
    －他汀类药物——临床指南推荐最多的降胆固醇药。
    －胆固醇吸收抑制剂。
    －胆汁酸转运抑制剂。
- 高密度脂蛋白胆固醇（HDL-C）目标值是 > 60 mmol/L。
- 甘油三酯的目标值是 < 150 mmol/L。
  - 药物：

　– 贝特类药物和烟酸——用于低高密度脂蛋白血症和高甘
　　油三酯血症。

代谢综合征

- 同时存在几种生理异常,共同增加血管疾病的风险。
  - 高甘油三酯血症。
  - 低高密度脂蛋白胆固醇血症。
  - 高血压。
  - 高血糖。
  - 男性腰围增加≥102 cm,女性腰围增加≥88 cm。
- 代谢综合征在成人中发病率为22%,在缺血性脑卒中患者中发病率为40%～50%。
- 后果是外周葡萄糖摄取减少(进入肌肉和脂肪)、肝葡萄糖生成增加和胰腺分泌胰岛素增加(代偿性)。

颈动脉疾病

- 保健和预防措施包括控制血压、服用抗栓药物和他汀类药物。
- 卒中患者颈动脉狭窄超过50%时需要干预治疗。
  - 治疗时间建议在诊断后2周内。
  - 参见第8章关于颈动脉内膜切除术和颈动脉支架植入术的讨论。

椎基底动脉疾病

- 保健和预防措施包括控制血压、服用抗栓药物和他汀类药物。
- 干预措施包括动脉内膜切除术、搭桥术、动脉转位和支架手术。
  - 治疗措施的选择因患者或医生而异，主要依据狭窄程度和患者的症状。

房颤

- 年龄 >80 岁的患者中 10% 出现房颤。
- 会导致更严重的卒中和更差的临床结果。
- 风险分级有助于实施个体化药物治疗。
  - CHADS$_2$ 评分：
    - 心衰　　　　　　　　　　　　　　　　1 分
    - 高血压　　　　　　　　　　　　　　　1 分
    - 年龄 >80 岁　　　　　　　　　　　　1 分
    - 糖尿病　　　　　　　　　　　　　　　1 分
    - 曾经有卒中或短暂性脑缺血发作　　　2 分
  - 得分为 0 的患者进行抗栓治疗；得分 ≥1 分的患者进行抗凝治疗（Gage 等，2001）。
- 其他治疗方法参见第 10 章。

心 肌 病

- 约 10% 的缺血性脑卒中患者伴有心肌病。
- 导致心室扩张和心输出量减少（左室射血分数，LVEF），增加高血压和房颤的风险。
- 射血分数超过 30% 或有心室血栓的患者采取抗凝治疗。

心 脏 瓣 膜 病

- 病灶处容易形成血栓，因此存在心源性卒中的风险。
- 治疗包括非风湿性瓣膜病的抗栓治疗和风湿性二尖瓣病变的抗凝治疗。
- 感染性心内膜炎治疗包括抗凝治疗和抗生素治疗。
- 人工心脏瓣膜需要抗凝治疗；如果卒中或短暂性脑缺血发作患者的国际标准化比值超出正常范围，需增加阿司匹林。

动 脉 夹 层

- 动脉夹层的机制参见第 5 章。
- 需要至少 3~6 个月的抗栓治疗。
  - 如果在抗栓治疗期间出现卒中或短暂性脑缺血发作，可以加上抗凝治疗。
- 如果动脉夹层导致卒中或短暂性脑缺血发作复发，则应考虑血管内支架植入术。

饮食习惯和生活方式

- 健康的饮食习惯：
  - DASH 饮食（即控制高血压的饮食方法）——每日钠摄入量≤2300 mg；减少动物脂肪和加工食品的摄入；少喝咖啡。
  - 限制红肉、精制碳水化合物和含糖饮料的摄入。
  - 重点摄入植物性食品和粗粮、水果和蔬菜以及低脂肪奶制品。
- 经常锻炼身体：至少 1~3 天/周，每次 30 分钟。
- 保持健康体重：体重指数（BMI）<25。
- 戒烟。
- 控制饮酒：男性每天不超过两杯；女性每天不超过一杯。
- 管理压力。
- 遵医嘱服药。

随访要点

快速阅读

　　关于卒中患者从急救医院出院后，应该何时或多长时间随访一次，或是否需要专家去随访，并没有一个确定的标准或指南。人们做了一些研究试图确定最佳随访模式，但是并未发现一种最优的方案。不过，似乎大家都认为卒中急救后的随访至关重要，不仅能预防卒中复发，也能预防再次住院。

上门随访和电话随访

- 初级保健医生(PCP):出院后 1~2 周内。
- 神经内科或神经外科医生:出院后 2~4 周内。
  - ▪ 一些专家会根据患者健康状况以及需要更密切的监测时,分别在 3 个月、6 个月和 1 年时再进行随访。
- 电话随访的目的包括:
  - ▪ 提供支持和解答问题:通常在 1 周内完成。
  - ▪ 收集结果信息:通常在 1 个月后进行,时间间隔不定。
  - ▪ 收集患者满意度信息:通常在 1 个月后进行,避免干扰医院的患者住院期间满意度调查。

避免单独行动

- 医生个人对患者进行独立的随访后患无穷。
- 初级保健医生和专家之间需要沟通。
  - ▪ 2011 年,"缺血性卒中后的依从性评估——纵向(AVAIL)调查"研究报道,参与该研究的 2880 名患者中对于出院医疗方案不依从的最常见原因是初级保健医生停药(Bushnell 等,2011)。
  - ▪ "通过协同治疗预防血栓栓塞事件复发(PROTECT)"研究显示,出院后 6 个月,2/3 的卒中患者停用抗栓药物;其中大多数称,他们的初级保健医生曾说他们不需要该药。
  - ▪ 试验性的方案通过以下方式已经取得可喜的进步:
    - 患者带介绍信给初级保健医生。
      - ◦ 包含患者需要继续服用特定药物的信息,初级保健医

　　生可能没有意识到。

- 具体的、正式的随访计划。

- 患者跟踪日志和日历。

===== 快速阅读 =====

　　大多数随访工具专注于患者对药物、随访、锻炼和饮食的依从性。虽然这些很重要，但是却不能抓住"无形的"问题，如抑郁、焦虑或认知的改变，而这些问题不仅影响患者的依从能力，还会降低患者的生活质量。过去很难衡量对于这些卒中后的长期问题的重视程度。面对卒中后的高再住院率和死亡率，如果有一个提示医务人员处理这些问题的工具，再加上一个跟踪处理措施的工具，将有效提高随访质量和患者依从治疗计划的能力。

■ 遵循指南(Get With the Guidelines，GWTG)30 天随访表。

- 由美国心脏协会和美国卒中协会在 2003 年共同提出。

- 为医务人员处理卒中后治疗计划的依从性提供了一个标准方法。

- 跟踪记录患者依从性和结果的标准化工具。

卒中后问题清单

• 由全球卒中社区专家委员会(GSCAP) 在 2011 年提出。

　■ 医学专家来自 7 个国家。

　■ 被世界卒中组织(WSO)批准。

- 列出了 11 项在常规卒中后随访中未解决，但是采取有效措施可以解决的主要问题（Philp 等，2013）。
- 简单、易用的免费工具（图 17.1）。
  - 为医务人员识别问题提供了一个标准方法。
    - 一个简洁的清单，提示医务人员处理每一个问题。
  - 有助于正确的转诊治疗。
  - 为跟踪记录医务人员发现问题后采取的措施提供了一个标准化工具。
    - 卒中后的管理与患者结果的相关性可以证明特定措施的有效性。
  - 完美辅助其他工具，如"GWTG 30 天随访表"。
  - 可在网址 http://www.world-stroke.org/advocacy/poststroke-checklist 中下载。

| 　　卒中后问题清单（PSC）：
改善卒中后生活质量 | | | |

　　本表旨在帮助医务人员识别卒中后适合治疗和复诊的问题。它简单、易用，目的是便于由患者本人完成，如果需要，可由看护者协助。本表为识别卒中幸存者的长期问题提供了一种标准化的方法，利于进行适当的复诊治疗。

　　使用说明：请询问以下问题并标注答案。如果回答否，下次评估时更新患者记录和评论；如果回答是，采取适当的行动。

1. 二级预防 从发生卒中或上次评估后，你有收到关于预防二次卒中的健康生活方式或药物的任何建议吗？	否	如果否，请向初级保健医生或卒中神经学家咨询危险因素的评估和治疗	
	是	观察进展	
2. 日常生活活动 从发生卒中或上次评估后，你有没有发现自理更困难了？	否	观察进展	
	是	你穿衣是否有困难？ 你洗漱和（或）洗澡是否有困难？ 你做热饮和（或）做饭是否有困难？	如果以上任何一项回答是，请咨询初级保健医生、康复医师或合适的治疗师，进一步评估

图 17.1　卒中后问题清单。（待续）

3.活动 从发生卒中或上次评估后,你有没有发现行走或下床挪到椅子上的困难加重?	否	观察进展	
	是	你是否持续进行康复理疗?	如果是,下次评估时更新患者记录和评论
			如果否,请咨询初级保健医生、康复医师或合适的治疗师,进一步评估
4.痉挛状态 从发生卒中或上次评估后,你的四肢僵硬有没有加重?	否	观察进展	
	是	是否影响到你的日常生活活动、睡眠或引起疼痛?	如果是,请咨询擅长卒中后痉挛的医师(如康复医师或卒中神经学家),进一步评估
			如果否,下次评估时更新患者记录和评论
5.疼痛 从发生卒中或上次评估后,你有没有新发的疼痛?	否	观察进展	
	是	如果是,请咨询擅长卒中后疼痛的医师,进一步评估诊断	
6.大小便失禁 从发生卒中或上次评估后,你有没有大小便失禁加重的情况?	否	观察进展	
	是	如果是,请咨询擅长大小便失禁的医师	
7.交流 从发生卒中或上次评估后,你有没有发现与他人沟通更困难了?	否	观察进展	
	是	如果是,请咨询专业的言语治疗师,进一步评估	

图 17.1(续)　卒中后问题清单。

8. 情绪 从发生卒中或上次评估后,你有没有感觉自己更加焦虑或压抑?	否	观察进展	
	是	如果是,请咨询擅长卒中后情绪改变的医生或心理学家,进一步评估	
9. 认知 从发生卒中或上次评估后,你有没有发现自己在思考、集中注意力和记忆方面的困难加重?	否	观察进展	
	是	对你的活动或社会参与有影响吗?	如果是,请咨询擅长卒中后认知障碍的医生或心理学家,进一步评估
			如果否,下次评估时更新患者记录和评论
10. 卒中后的生活 从发生卒中或上次评估后,你有没有发现生活中的重要活动更加难以实现(休闲活动、兴趣爱好或工作等)	否	观察进展	
	是	如果是,请咨询当地卒中支持组织或卒中协会(如美国卒中协会)	
11. 与家人的关系 从发生卒中或上次评估后,你和家人之间的关系有没有变得更紧张或不融洽?	否	观察进展	
	是	如果是,安排与患者和家属的下一次初级保健医生访问,如果家属可以到场,咨询当地卒中支持组织	

Adapted from: Philp I, et al. Development of a Poststroke Checklist to Standardize Follow-up Care for Stroke Survivors. Journal of Stroke and Cerebrovascular Diseases. December 2012.

Endorsed by the World Stroke Organization to support improved stroke survivor follow-up and care.

APC10IS13

图 17.1(续)　卒中后问题清单。

第6部分

初级预防要点

第18章

初级预防

美国每年的卒中患病人数为 795 000 人,其中约 610 000 人是首次发病。如果人们继续保持当前增加血管病和卒中风险的生活方式,卒中的发病率会持续上升。对存在卒中风险的人群调查显示,他们认为严重的卒中比死亡更糟糕。但是在 2012 年,超过 250 万人参与的"遵循指南(Get With the Guidelines)"卒中研究显示,只有25%的卒中患者在3小时治疗时间窗内到达医院接受静脉组织型纤溶酶原激活剂治疗,而超过60%的患者在最后已知正常时间后超过9小时才到达医院。虽然卒中急救治疗取得了可喜的进步,但是如果人们忽视卒中的症状,我们将仍然很难向更多的人提供急救治疗。因此,减轻卒中负担的最有效的策略是防患于未然。

本章学习内容:

1. 首发卒中的危险因素评估。

2. 目标人群。

3. 社区健康教育策略。

=== 快速阅读 ===

　　　除了出血性卒中引发的头痛外,卒中的症状一般不会很疼。疼痛是促进患者就医的重要动力。如果没有疼痛,患者很可能采取观望态度,希望症状自行消失,从而耽误宝贵的时间,减少急救措施的选择。

危险因素的评估

- 分为不可以改变、可以改变和潜在可以改变的因素（Goldstein 等, 2011）。
- 不可改变的危险因素很少,包括:年龄、性别、低出生体重、种族和遗传。
  - 存在一种或几种不可改变的危险因素的人群应该密切注意可以改变的因素。
    - 年龄:年龄超过 55 岁后,每增加 10 岁,风险增加一倍。
    - 性别:男性卒中发病率高于女性,除外 35 ~ 44 岁和 > 85 岁的年龄段。
    - 低出生体重:出生体重 < 2500 g,卒中风险增加超过两倍。
    - 种族:黑人和西班牙裔/拉丁裔美国人卒中发病率和死亡率比白人高。
    - 遗传:研究已证实凝血障碍和颅内动脉瘤有家族性倾向;

　　　Marfan 综合征、镰状细胞病和 Fabry 病会增加卒中风险。

- 可以改变的危险因素包括：

  - 高血压。
  - 吸烟。
  - 糖尿病。
  - 血脂异常。
  - 房颤。
  - 心脏瓣膜病。
  - 颈动脉狭窄。
  - 绝经后激素治疗。
  - 口服避孕药。
  - 饮食或营养。
  - 缺乏运动。
  - 肥胖/体脂分布。

- 潜在可以改变的危险因素包括：

  - 偏头痛，尤其是先兆性偏头痛：偏头痛可能与卵圆孔未闭导致反常栓塞有关；血小板活性和血小板－白细胞聚集可能增强，增加血栓形成的风险。
  - 代谢综合征：至少存在以下三项：腹部肥胖、高甘油三酯血症、低高密度脂蛋白血症（HDL）、高血压和高血糖。
    - 可能导致胰岛素抵抗、炎症、糖尿病和心脏疾病。
  - 饮酒：酗酒（每周超过 21 杯）可能会导致高血压、血液高凝状态、脑血流量减少和房颤。
    - 建议男性每日饮酒不超过两杯，女性不超过一杯。
  - 吸毒：吸食可卡因、安非他明、海洛因会能会引起高血压、脑血管痉挛、血管炎、感染性心内膜炎、血黏度增高和颅内出血。

- 睡眠呼吸障碍:鼾声如雷和睡眠呼吸暂停会加重颈动脉粥样硬化、心肌病、房颤和高血压。

- 血液高凝状态:导致动脉血栓形成。

- 炎症:研究已证实慢性疾病如类风湿关节炎和红斑狼疮与粥样硬化斑块的形成、生长和恶化有关。

- 感染:慢性细菌性感染如幽门螺旋杆菌感染能促进动脉粥样硬化形成。

- 同型半胱氨酸血症:半胱氨酸水平升高已被证实与动脉粥样硬化有关。

- 脂蛋白(a)升高:与低密度脂蛋白类似,与动脉粥样硬化和血栓形成有关。

- 虽然有很多首发卒中的风险评估工具,但目前还没有一个公认的理想、全面的评估工具。

  - Framingham 卒中风险评估是应用最广泛的评估工具之一。
    - 分析风险因素,依据不同性别、年龄评估卒中风险。

═══════ **快速阅读** ═══════

治疗依从率和危险因素的控制,如高血压等一级预防措施在不断改善。目前,61% 的高血压人群会接受治疗,可惜其中只有 35% 能得到有效控制(Goldstein 等,2011)。只要血压持续高于 120/80 mmHg,就可能发生血管损伤,并有卒中风险。

预防保健的机会

- 急诊科。
  - 急诊患者越来越多,有以下几个因素:(a)无保险人数增多;(b)初级保健人员(PCP)缺乏;(c)医学专家不足;(c)长期的预防保健不足。
  - 为高血压、糖尿病、房颤和其他危险因素(如吸烟、喝酒和吸毒等)患者的筛查和启动治疗提供了联络点和机会。
- 初级保健机构。
  - 旨在改善医生业务水平,提高其对指南建议的依从性的策略包括:医生的教育、审计和医疗模式的反馈,以及医生和患者的概要分析。
  - 旨在完善医疗系统的策略被认为是更有效的,包括:基于计算机技术的临床提醒、电子病历、发展实施预防保健的支持人员,以及开设致力于筛查和预防服务的独立诊所。

目标人群

- 独特的种族差异。
  - 在美国,黑人的卒中发病率最高(191/10 万)。
    - 无法控制的高血压是最常见的诱因。
    - 卒中往往更严重,功能障碍程度更高。
    - 持续成为黑人死亡的第二大主要原因。
  - 西班牙裔美国人发病率位居第二(149/10 万)。

- 无法控制的糖尿病和高血压是主要原因。
- 预计从 2010 年到 2050 年, 发病率将从 16% 上升到 30.2%。
  - 医疗资源匮乏已经被确定为黑人和西班牙裔美国人的障碍。
    - 社会经济地位较低、社会资源较少和缺乏卒中症状和危险因素的相关知识已经被证实。
  - 白人发病率位居第三(88/10 万) (Heart Disease and Stroke Statistics, 2013)。
- 独特的性别差异。
  女性
  - 在 42 岁前自然绝经可能会增加缺血性脑卒中的风险。
  - 服用避孕药。
    - 旧的高剂量的雌激素药会使缺血性脑卒中的风险增加三倍。
    - 新型的低剂量的雌激素药仍然会双倍增加缺血性脑卒中的风险。
      - 避孕药的避孕益处超过其卒中风险,怀孕本身也会增加卒中风险。
    - 吸烟同时服用避孕药会大大增加卒中的风险。
  - 产后 6 周内卒中风险会升高,尤其是黑人和各个种族的大龄产妇。
  - 2012 年,美国卒中协会报道称有 10 万名年龄小于 65 岁的女性患有卒中。
  - 卒中是女性死亡的第二大主要原因。

男性

- 高血压。
- 腹部肥胖。
- 母亲死于卒中。

• "卒中带"。

- 美国东南部:美国卒中死亡率最高的地区。
- 比美国其余地区高 20%。
- "带扣"指的是沿海的北卡罗来纳州、南卡罗来纳州和佐治亚州。
  - "卒中带"死亡率最高的区域:比全国平均值高 40%。
- 综合原因所致:种族、低社会经济地位和医疗资源匮乏。

• 儿童卒中。

- 报道的发病率为 4.6 ~ 6.4/10 万(Heart Disease and Stroke Statistics,2013)。
  - 男孩发病率略高于女孩。
  - 黑人发病率是白人的两倍。
- 有一半儿童卒中是出血性的,最常见的病因是动脉瘤或动静脉畸形破裂。
- 动脉缺血性卒中的最常见病因是脑动脉疾病和镰状细胞病。
- 1995 年以来,高脂血症、肥胖和 2 型糖尿病等危险因素在青少年的发病率不断提升。

快速阅读

儿童是卒中宣传和预防教育的理想目标人群,因为:(a)卒中的风险始于童年;(b)越来越多的孩子由祖父母带大——自 2005 年以来上升了 16%(Scommegna,2012);(c)与成人不同,儿童对于"卒中"一词没有先入为主的概念或恐惧感。简单的、与年龄相适应的健康教育对于这一人群可能是有效的。

社区健康教育

- 了解你所在的社区,根据你想得到的信息定制健康教育材料。
- 资源和材料。
  - 美国卒中协会和美国心脏协会:www. strokeassociation. org 和 www. americanheart. org
    - 社区宣教资源。
  - 美国国家卒中协会:www. stroke. org
    - 卒中宣教资源:www. strokeawareness. com
      。与美国急诊医师协会合作。
    - 网络卒中中心:www. strokecenter. org/patients/caregivers. htm
      - 卒中宣教资源。
  - 以上网址都提供了大量的材料,有些可以付费定制,许多是免费的。

健康教育场所

- 健康展览会。
  - 信息要简明扼要；避免使用宣传册。
    - 风险评估最好用单页工具。
      - 美国卒中协会的家族风险评估（part of Power to End Stroke campaign）。
      - 美国国家卒中协会的卒中风险计分卡。
    - 用于讨论的时间是非常有限的。
  - 让人们在你的展位前驻足；进行互动。
    - 转动游戏转轮，提问卒中相关的问题。
    - 用彩色显示屏显示互动信息（升降选项卡显示答案）。
    - 对回答正确者给予"奖励"，不要简单地发放小礼品，而是作为回答游戏转轮或显示板的问题的奖励发给他们。
  - 务必包括一些关于儿童卒中的信息（可从以上所列的资源中获得）；大人永远都会对孩子的健康感兴趣。
  - 社会团体。
    - 教堂、俱乐部、球队、单位。
    - 讲座形式或筛查。
    - 具体根据不同观众而定，但是永远要包括儿童卒中的内容。
  - 儿童。
    - 把他们变成"卒中侦探"。
      - 教给他们"F. A. S. T."（脸、手臂、语言、时间）助记符和拨打急救电话的重要性。

    ▴ 卒中英雄快速行动 Stroke Heroes Act Fast 是一个很好的工具：www. mass. gov/eohhs/gov/departments/dph/programs/communityhealth/heart-disease-stroke/stroke-heroes-act-fast. html

    ◦ 审查健康的生活方式：健康饮食和身体锻炼。

    ◦ 卒中障碍演练：让儿童体验一只手臂缠着绷带时做系鞋带、背书包等活动；障碍训练：单腿站立；戴偏盲眼镜快速阅读卡片。

- 在学校、放学后、夏令营期间、教堂、军训期间、球队。

- 互动性的，最好不超过 30 分钟。

- 游戏转轮答题、做"F. A. S. T"（脸、手臂、语言、时间）书签、门贴等；着色活动、填字游戏、词语查找。

- 让他们带一封简单的信给父母，写明孩子通过学习"F. A. S. T"（脸、手臂、语言、时间）和健康的生活方式，已经变成了"卒中侦探"；父母通常会更加关注与子女健康有关的信息。

效果测量

- 很难测量初级预防的有效性：你怎么知道一个人通过改变一个危险因素而避免了卒中？
- 跟踪调查社区卒中发病率：长期策略。
- 医院跟踪调查：有效的社区外展活动应该引起以下增长：
  - 通过急救医疗服务入院的患者比例。

- 在治疗时间窗内入院的比例。
- 接受静脉组织型纤溶酶原激活剂治疗和（或）先进的介入治疗的患者比例。
- 在健康宣教活动之前和之后调查社区群体对卒中的认识程度。

第7部分

循证实践

第19章

将数据与临床实践相结合

　　历史上,护士通过在学校学习或者向有多年经验的同事学习护理患者。他们遵照医嘱,而医嘱由医生根据在学校所学的知识或经验确定。为了节约医生的时间,使他们不必写出每一个医嘱,同时为了消除字迹潦草造成的困扰,人们根据医生的喜好创建了标准化医嘱。20世纪90年代有了卒中研究数据和临床实践指南,但是并不适用于前线床旁护士。许多医生抱怨基于研究证据的标准化医嘱就像是"食谱",并不适用于每一名患者。但是时间和治疗结果已经证明他们是错的;按照循证指南制订医嘱和治疗方案的机构中,患者结果更佳(Schwamm等,2010)。从2008开始,美国医疗保险和医疗救助服务中心已将医院报销与医疗质量标准联系起来。捆绑支付的举措使得医院对整个医疗过程负责,而不仅仅是在住院期间。

本章学习内容：

1. 绩效改进不一定是贬义词。

2. 床旁护士推动医疗变革的策略。

3. 数据的应用。

4. 证明卒中协调员角色必要性的策略。

绩效改进，也称为质量改进

从美国国家医学研究院（IOM）在 1999 年出版了《*To Err is Human*：*Building a Safer Health System*》一书和医院启动基于证据的质量改进行动以来，医疗发生了巨大的变化。而医疗从来都不是一成不变的——它需要不断变化。

- 绩效改进是一个评估现有医疗效果和做出改变以改善效果的过程。
  - 计划、实施、检查、采取行动（PDCA）。
    - 计划一种干预措施或实践/医疗过程的改变。
    - 将计划付诸实施。
    - 评估改变后的实践/医疗过程的结果。
    - 根据结果采取行动：维持改变或进一步调整。
    - 循环进行上述过程，直到达到或超过预期目标。
  - 实际上，虽然我们可能没有意识到，但是每个机构每天都在进行绩效改进。
    - 有时被称为"方法变通"，但是只要治疗过程有所改变，并且监测了结果，那就是绩效改进。

床旁护士能够驱动医疗变革

- 护士最能了解患者可能取得的最佳结果。
  - 在每天的护理中进行的观察。
  - 回顾文献,参加护理会议、研讨会和专业协会会议。
  - 护理部实践委员会和多学科团队的会议。
- 需要制订一个计划:测量的人群和治疗过程、时间窗、数据收集工具。
- 可以收集证据以支持假说或建议采取的改变。
  - 可以收集短期数据,用于特定的目标人群。
  - 不必是大型、正式的研究。
    - 跟踪时间从未通过吞咽筛查到开始肠内营养支持。
      - 某个社区医院的护士曾遇到这种情况,神经疾病患者不能经口进食,但是过了 3 天以上医生才下医嘱给予肠内营养支持。
        - 于是他们收集了为期 3 个月的证据,证明重症监护医师超过 4 天才下医嘱进行营养支持,对此,重症监护医师在看到证据前一贯都是否认的。
    - 低体温。
      - 记录从发生低体温到恢复目标温度的时间。
      - 控制寒战的时间:患者自己说明和护士观察。
      - 从开始复温到达到正常体温的时间。
- 小型研究已经被证明能够有效显示改变过程的效果。
  - 静脉注射组织型纤溶酶原激活剂后的血压管理。

- 某教学医疗中心的护士曾注意到,从发现血压异常到控制血压的时间超过 60 分钟;而研究表明,血压超过建议的 180 mmHg 时,每过 10 分钟,出现出血性转化的可能性就增加 59%。

- 于是他们通过多学科团队共同努力,寻找一种计算方法,以便在通知医生前先用需要的药物/剂量处理高血压;商定的时间窗是 3 个月,而且仅用于静脉注射组织型纤溶酶原激活剂后的人群。

- 结果是从发现高血压到降到目标值的平均时间被缩短到 30 分钟以内。

- 这种计算方法已经被广泛应用于所有缺血性脑卒中患者。

=== 快速阅读 ===

　　基准的定义是寻求行业最佳做法,以取得最优绩效(Camp,1989)。医疗机构确定已报道的最佳做法,然后据此设定绩效改善目标。内部基准涉及组织内部的比较,可能是不同科室间的比较,也可能是同一科室的纵向比较,比如,在特定时间窗内不同重症监护室的吸入性肺炎发生率,或单个重症监护室某一年与前一年内吸入性肺炎发生率的比较。外部基准需要与其他竞争性机构比较或与全国/国际标准比较。基准的目的是确定一个机构是否还有提升的空间。

数 据 库 的 应 用

- 需要录入患者具体的数据节点；通常由卒中项目协调员自己完成或监督完成。
- 内部数据库。
  - 卒中患者列表以及重要的数据点，如入院／出院日期、出院去向、医疗费用、并发症发生率等。
  - 有纸质版、Excel、Access 等多种工具。
  - 提供了一种跟踪记录一个机构的患者数据和确定趋势的机制。
- 外部数据库。
  - 一个在模板中录入患者具体数据点的工具。
  - 比如遵循指南（Get With the Guidelines）、Midas 和 Coverdell 等数据库。
    - 近期发表的一篇文章总结了病种分类登记对于提高医疗质量的价值（Ellrodt 等，2013）。
  - 提供了一种跟踪记录一个机构的患者数据和确定趋势的机制。
  - 好处是既建立了数据库，又可以同其他机构进行比较。

证明卒中项目协调员的必要性

快速阅读

　　自 2000 年脑发作联盟首次发表《成立初级卒中中心的推荐标准》以来,许多医院重新审视了它们提供卒中医疗的方式。一些医院认识到设定护士协调员以监督卒中医疗各个方面的重要性,遗憾的是,许多医院的认识过程是很缓慢的。在当前的金融环境下,医院财务收入不佳,采用以数据作为证据的综合方法可能会帮助它们得到政府的重视。

- 成本 – 效益分析。
  - 工资、设备(计算机)、软件或数据库的成本。
  - 成本组合(医疗、管理等费用的比例)、卒中和短暂性脑缺血发作(医保严重性 – 诊断相关分组 61 – 72,MS – DRGs)的报销补偿和每个住院日的医疗费用。
- 设定专门的项目协调员的益处。
  - 对标准的依从性:核心措施和提高质量的措施。
  - 对员工的教育,不仅限于护士,也包括 CT 技术人员、实验室人员和医疗救护员。
  - 开展社区外展活动,提高对卒中的认识。
  - 促进跨学科团队的沟通。
  - 及时与患者交流,实时反馈给其他医务人员。

■ 维护数据库,同时为其他机构提供绩效和患者结果的参考基准。

• 数据说明一切。

■ 图形和表格为判断是否符合最佳实践标准和治疗指南提供可视化证据。

– 平均住院时长(LOS)、死亡率、出院后的去向和并发症发生率。

– 医生的报告卡显示其对指南的依从性,非常有说服力(图 19.1)。

– 显示对某一措施的长期依从性,设定几个关键的行动步骤,表明行动的效果(图 19.2)。

– 比较某一措施的依从与否对并发症发生率或患者结果的影响,非常有说服力(图 19.3)。

– 显示我院的入院到用药(D2N)时间(图 19.4)。

– 从入院到用药的时间目标值是 <60 分钟,如果把这个时间窗分为两部分可能更有助于实现目标:(a)从入院到治疗决策的时间,即从入院到下医嘱进行溶栓治疗的时间;(b)从治疗决策到用药的时间,即从下医嘱到溶栓治疗给药的时间。可以为两个阶段分别设定目标值,比如,从入院到治疗决策的目标值设定为 30 分钟,从治疗决策到用药的目标值设定为 15 分钟,这样从入院到用药的时间就会小于 60 分钟了(图 19.5)。

– 我院的入院到用药时间与其他医院和卒中中心的比较(图 19.6)。

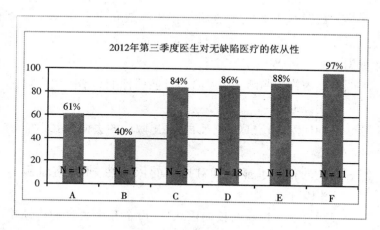

图 19.1　医生的报告卡。

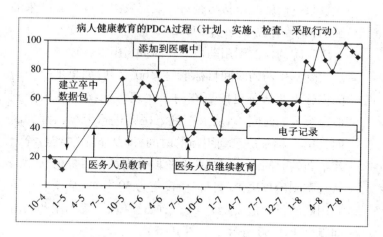

图 19.2　长期依从性, 设定关键行动以显示效果。

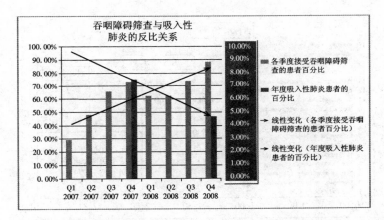

图 19.3　对吞咽障碍筛查的依从性与吸入性肺炎发生率的相关性。

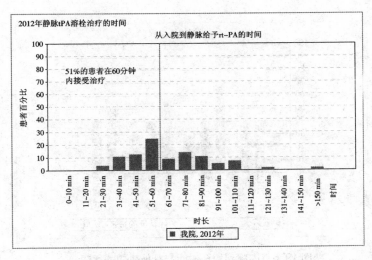

图 19.4　我院的入院到用药时间。

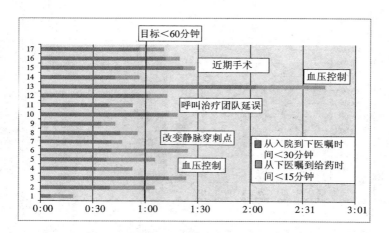

图 19.5　入院到用药时间图表。

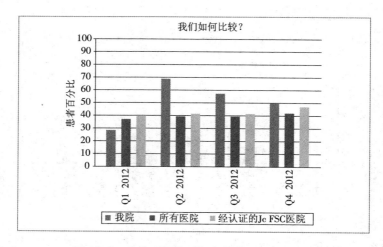

图 19.6　入院到用药时间与其他机构的比较。

═══ **快速阅读** ═══

　　关于如何报告静脉组织型纤溶酶原激活剂的治疗率多年来一直存有争议。早期试验和文献通常使用总的缺血性脑卒中患者数量作为分母,而接受治疗的患者数作为分子。但是批评人士认为,大多数卒中患者是在组织型纤溶酶原激活剂治疗时间窗后才入院,所以分母应该只是在 4.5 小时的时间窗内到达医院的卒中患者数。许多机构采用了这一模式。最近由 Kruyt 等（2013）发表的一篇文章为建立一个统一的基于这一模式的报告机制提供了证据。

- 用于医院管理的证据。
  - 吞咽障碍筛查降低吸入性肺炎的发生率。
    - 吸入性肺炎增加住院时间、医疗费用和死亡率,降低患者满意度。
      - 缩短住院时间有助于为其他患者空出床位。
    - 曾有报道称,吸入性肺炎会使医疗费用增加 20% ~ 30%（来自两个医院的数据）。
    - 美国医疗保险和医疗救助服务中心的医院质量倡议的举措等（入院时存在的标准）。
      - 如果在住院期间发生肺炎,则没有医疗补偿;很难证明吸入性肺炎在入院前就已发生;通常在住院 48 小时后才诊断出肺炎。
    - 有报道称,护士进行的有效床旁筛查可以使吸入性肺炎发生率降低 50%（Hinchey，2005）。

  - 筛查工具、治疗方案、医务人员的教育和治疗过程的改进以及合规性监督和结果监测都属于护士协调员的工作范围。

▪ 静脉组织型纤溶酶原激活剂治疗 3 个月的患者，结果提高 30%。

  - 有报道显示静脉组织型纤溶酶原激活剂治疗可以降低总的医疗费用（Demaerschalk 等，2012）。

  - 医院对卒中心认证标准的依从性显著增加，这一点可由接受组织型纤溶酶原激活剂治疗的患者数量的增加证明。

  - 2005 年，按诊断相关分组 559 模式（DRG）建立了每有一名卒中患者接受组织型纤溶酶原激活剂治疗，医院补偿就增加约 6000 美元的制度。

  - 需要医生记录不给予组织型纤溶酶原激活剂的原因，但是经常做不到。

  - 治疗方案、医务人员的教育和治疗过程的改进以及合规性监督和结果监测都属于卒中护士协调员的工作范围。

附录
50 个神经科学术语

1. 失认症:指在感觉系统功能正常的情况下,不能识别刺激物的临床症状,通常出现在视觉、触觉和听觉方面。

2. 抗血栓药:防止血栓形成的药物,分为两类,分别为抗凝药和抗血小板药物。

3. 失语症:运用语言的能力以及口头交流或书写能力的丧失;接收性:无法理解;表达性:无法说话或书写。

4. 共济失调:是指在肌力正常的情况下运动的协调障碍,由前庭、小脑或感觉系统紊乱引起。

5. 先兆:阵发性偏头痛或癫痫发作前的主观感觉,可以是心理性的,也可以是感官性的。

6. 阵挛:肌肉的交替性收缩和松弛。

7. 侧支循环:机体某一主要血管功能受损(如堵塞)后,通过扩张相邻区域的小血管和主要血管的吻合支形成的循环。

8. 并发症:指的是除了原发疾病还存在一种或多种疾病;例如,一名卒中患者同时伴有糖尿病和高血压,这就是并发症。

9. 对侧：始发于或影响身体对侧。

10. 去大脑状态：特点是脊柱强直甚至反张后挺，四肢过伸，踝跖屈；指示脑干病变。

11. 去皮质状态：特点是脊柱强直，上臂内旋，下肢过伸或内旋，踝跖屈；指示脑干病变。

12. 谵妄：以时间和地点的定向障碍为特点的精神错乱和兴奋，常伴随幻视和幻听；可由高热、休克、虚脱、焦虑或药物过量引起。

13. 痴呆：一种全身获得性，而且经常是进行性的认知功能障碍，它不影响意识水平但是会影响意识内容；可能指示大脑皮层或皮质下连接部分病变，或二者都有。

14. 复视：即视物双影；可能指示颅神经、眼球、小脑、大脑或脑膜病变。

15. 夹层：动脉或静脉壁分离，导致管腔缩小甚至完全闭塞。

16. 吞咽障碍：吞咽困难或无法吞咽。

17. 言语障碍：口语或书面交流的能力受损；临床已很少使用，因为失语症指代范围更广泛，不仅可以指交流能力受损情况，也可以指无法交流的情况；言语障碍常和吞咽障碍混淆。

18. 裂隙：大脑皮层各区之间的深的裂缝或凹槽，比脑沟大。

19. 灰质：大脑的主要组成部分；位于皮层和深核区的神经元胞体和神经胶质细胞处理由感觉器官或其他灰质区域传来的信息。

20. 脑回：大脑两半球表面的凸起部分。

21. 偏盲：一半视野缺失的现象；同向偏盲指的是双眼均为右侧视野或者双眼均为左侧视野缺失的现象。

22. 轻偏瘫:身体一侧肌力减弱,可能指示颅内结构性病变。

23. 偏瘫:身体一侧麻痹;可能指示上运动神经元病变。

24. 出血性转化:又称出血性转换;指的是缺血性卒中病灶内血液从血管中渗漏;影像显示有出血,将缺血性卒中"转化"为出血性卒中,而改进的成像技术能将原发性出血与缺血性卒中的出血性转化区别开来。

25. 反射亢进:对刺激的异常的强烈反应;可能指示上运动神经元病变和反射区域的皮质控制的缺失。

26. 发作:指代疾病的突然发作或由突然发作引起的疾病,如急性癫痫。

27. 梗塞:不可逆的组织损伤或坏死。

28. 内膜:动脉或静脉壁的最内层。

29. 鞘内注射:向大脑或脊髓的蛛网膜下腔注入物质;某些药物通过这种方式给药,以越过血脑屏障。

30. 同侧:始发于或影响身体同侧。

31. 缺血:血液的供应不足以满足代谢需求;如果不能及时纠正,会导致缺氧和梗死。

32. 髓鞘:包围有髓神经纤维轴索的白色脂肪组织,起绝缘作用,加快神经信号的传输速度。

33. 肌阵挛:一块肌肉或肌肉群的抽搐或阵发性痉挛。

34. 神经麻痹:控制身体某一部分的神经受损引起的神经功能障碍;如第3颅神经麻痹表现为眼球运动受限和眼睑下垂。

35. 眼球震颤:不自主、有节律性、往返摆动的眼球运动。

36. 薄壁组织:器官的功能性组织,有别于连接、支持性的结缔组织。

37. 稳定时期:恢复进程减缓或者停止的节点;常被用作停止治疗的标准。

38. 发作期后:急性癫痫等发作后的时期;主观感觉多变。

39. 下垂:眼睑下垂。

40. 再通:动脉闭塞部位的血流恢复。

41. 痉挛状态:肌肉由于张力增高或亢进导致的异常紧绷或僵硬状态;30%的卒中患者在发病后几天或几周内会出现该症状。

42. 大脑沟:大脑半球表面的深凹槽。

43. 幕上:位于小脑幕上面的大脑区域(参考小脑幕)。

44. 对称:两边尺寸和形状相同。

45. 小脑幕:由硬脑膜延伸而成,用于分隔小脑和枕叶的下部分。

46. 溶栓:血栓的溶解或裂解。

47. 强直:指代或以肌张力增高或肌肉收缩为特征,尤其是肌张力增高。

48. 脑室:大脑内四个中空的腔室,由脑脊液填满。

49. 眩晕症:感觉周围物体或自身在旋转;指示平衡功能障碍。

50. 白质:髓鞘包围的神经轴突束,连接大脑各灰质区,并传输神经元之间的神经冲动。

参考文献

Acker, J. , Pancioli, A. , Crocco, T. J. , Eckstein, M. K. , Jauch, E. C. , Larrabee, H. , ... Stranne, S. K. (2007). Implementation strategies for e-mergency medical services within stroke systems of care: A policy statement from the American Heart Association/ American Stroke Association expert panel on emergency medical services systems and the stroke council. *Stroke*, *38*, 3097 – 3115.

Adams, H. P. , Bendixen, B. H. , Kappelle, L. J. , Biller, J. , Love, B. B. , Gordon, D. L. , & Marsh, E. E. (1993). Classification of subtype of acute ischemic stroke: Definitions for use in a multicenter clinical trial. *Stroke*, *24*, 35 – 41.

Alberts, M. J. , Latchaw, R. E. , Jagoda, A. , Wechsler, L. R. , Crocco, T. , George, M. G. , ... Walker, M. D. (2011). Revised and updated recommendations for the establishment of primary stroke centers: A summary statement from the brain attack coalition. *Stroke*, *42*, 2651 – 2665.

Alexander, S. (Ed.). (2013). *Evidence-based nursing care for stroke and neurovascular conditions*. Ames, IA: Wiley-Blackwell.

Alexander, S. , Gallek, M. , Presciutti, M. , & Zrelak, P. (2012). Care of the patient with aneurysmal subarachnoid hemorrhage. *AANN Clinical Practice Guideline Series*. Retrieved from http:// www. aann. org/pubs/content/ guidelines. html

Bakas, T. , Austin, J. K. , Okonkwo, K. F. , Lewis, R. R. , & Chadwick, L. (2002). Needs, concerns, strategies, and advice of stroke caregivers the first 6 months after discharge. *Journal of Neuroscience Nursing*, *34*, 242 – 51.

Barnum, B. (1997). Licensure, certification, and accreditation. *Online Journal of Issues in Nursing*, *2*(3). Retrieved from www. nursingworld. org/MainMenuCategories/ANAMarketplace/ANA   Periodicals/OJIN/TableofContents/Vol21997/No3 Aug97/Licen sureCertificationandAccreditation. aspx

Beaglehole, B. (1988). Modification of Rankin scale: Recovery of motor function after stroke. *Stroke*, *19*(12), 1497 – 1500.

Bolek, B. (2006). Facing cranial nerve assessment. *American Nurse Today*, *1*(2), 21 – 22.

Brain Attack Coalition. (2013). *About the coalition.* Retrieved from www. stroke-site. org

Bushnell, C. D. , Olson, D. M. , Zhao, X. , Pan, W. , Zimmer, L. O. , Goldstein, L. B. ,... Peterson, E. D. (2011). Secondary preventive medication persistence and adherence 1 year after stroke. *Neurology*, *77* (12), 1182 – 1190.

Butcher, K. , Christensen, S. , Parsons, M. , De Silva, D. A. , Ebinger, M. , Levi, C. ,... Davis, S. M. (2010). Postthrombolysis blood pressure elevation is associated with hemorrhagic transformation. *Stroke*, *41*, 72 – 77.

Camp, R. (1989). *Benchmarking: The search for industry best practices that leads to superior performance.* Milwaukee, WI: ASQC Quality Press.

Cheung, R. , & Liang-Yu, Z. (2003). Use of the original, modified, or new intracerebral hemorrhage score to predict mortality and morbidity after intracerebral hemorrhage. *Stroke*, *34*, 1717 – 1722.

CLOTS Trials Collaboration. (2009). Effectiveness of thigh-length graduated compression stockings to reduce the risk of deep vein thrombosis after stroke (CLOTS trial 1): A multicentre, randomised controlled trial. *Lancet*, *373* (9679), 1958 – 1965.

Connolly, E. S., Rabinstein, A. A., Carhuapoma, J. R., Derdeyn, C. P., Dion, J., Higashida, R. T.... Vespa, P. (2012). Guidelines for the management of aneurysmal subarachnoid hemorrhage: A guideline for health-care professionals from the American Heart Association/American Stroke Association. *Stroke*, *43*, 1711 – 1737.

Davis, S. M., Broderick, J., Hennerici, M., Brun, N. C., Diringer, M. N., Mayer, S. A.,... Steiner, T. (2006). Hematoma growth is a determinant of mortality and poor outcome after intracerebral hemorrhage. *Neurology*, *66*(8), 1175 – 1181.

Demaerschalk, B., Hwang, H., & Leung, G. (2012). Cost analysis, review of stroke centers, telestroke, and rt-PA. *American Journal of Managed Care*, *16*(7), 537 – 544.

DeMers, G., Meurer, W., Shih, R., Rosenbaum, S., & Vilke, G. (2012). Tissue plasminogen activator and stroke: Review of the literature for the clinician. *Journal of Emergency Medicine*, *43*(6), 1149 – 1154.

Donnell, R. (2009). *Barriers to evidence-based use of thrombolytics in ischemic stroke*. Retrieved from http://doctorrw. blogpost. com/ 2009/06/barriers-to-evidence-based-use-of. html

Donovan, N., Daniels, S., Edmiaston, J., Weinhardt, J., Summers, D., & Mitchell, P. (2013). Dysphagia screening: State of the art: Invitational Conference Proceeding from the State-of-the-Art Nursing Symposium, International Stroke Conference 2012. *Stroke*. Retrieved from http://stroke. ahajournals. org/content/ early/2013/02/14/STR. 0b013e3182877f57. citation

Duncan, P. (2007). *Stroke effects on cognition, mood & movement: Implications for practice.* Lecture presentation at Duke University. Retrieved from www. americangeriatrics. org/files/docu ments/research/pps/duncan. pps

Easton, J. D. , Saver, J. L. , Albers, G. W. , Alberts, M. J. , Chaturvedi, S. , Feldmann, E. ,... Sacco, R. L. (2009). Definition and evaluation of transient ischemic attack: A scientific statement for healthcare professionals from the American Heart Association/ American Stroke Association Stroke Council; Council on Cardiovascular Surgery and Anesthesia; Council on Cardiovascular Radiology and Intervention; Council on Cardiovascular Nursing; and the Interdisciplinary Council on Peripheral Vascular Disease. *Stroke, 40* (6), 2276 – 2293.

Edlow, J. A. , Smith, E. E. , Stead, L. G. , Gronseth, G. , Messe, S. R. , Jagoda, A. S. ,... Decker, W. W. (2013). Clinical policy: Use of intravenous tPA for the management of acute ischemic stroke in the emergency department. *Annals of Emergency Medicine, 61*, 225 – 243.

Edmondson, D. , Richardson, S. , Fausett, J. , Falzon, L. , Howard, V. , & Kronish, I. (2013). *Prevalence of PTSD in survivors of stroke and transient ischemic attack: A meta-analytic review.* Retrieved from http://www. plosone. org/article/info%3Adoi%2F10. 1371%2F journal. pone. 0066435

Ellrodt, A. G. , Fonarow, G. C. , Schwamm, L. H. , Albert, N. , Bhatt, D. L. , Cannon, C. P. ,... Smith, E. E. (2013). Synthesizing lessons learned from Get With The Guidelines: The value of disease-based registries in improving quality and outcomes. *Circulation.* Retrieved from http://circ. ahajournals. org/content/ early/2013/10/25/01/cir. 0000435779. 48007. 5c. citation

Furie, K. L. , Kasner, S. E. , Adams, R. J. , Albers, G. W. , Bush, R. L. , Fagan, S. C. ,... Turan, T. N. (2011). Guidelines for the prevention of stroke in patients with stroke or transient ischemic attack: A guideline for healthcare professionals from the American Heart Association/American

Stroke Association. *Stroke*, *42*, 227 – 276.

Gage, B. F. , Waterman, A. D. , Shannon, W. , Boechler, M. , Rich, M. W. , & Radford, M. J. (2001). Validation of clinical classification schemes for predicting stroke: Results from the National Registry of Atrial Fibrillation. *Journal of the American Medical Association*, *285*, 2864 – 2870.

Go, A. , Mozaffarian, D. , Roger, V. , Benjamin, E. , Berry, J. , Borden, W. ,... Turner, M. (2013). Heart disease and stroke statistics— 2013 update: A report from the American Heart Association. *Circulation*, *127*, e132 – e152.

Goldstein, L. B. , Bushnell, C. D. , Adams, R. J. , Appel, L. J. , Braun, L. T. , Chaturvedi, S. ,... Pearson, T. A. (2011). Guidelines for the primary prevention of stroke: A guideline for healthcare professionals from the American Heart Association/American Stroke Association. *Stroke*, *42*, 517 – 584.

Hinchey, J. , Shephard, T. , Furie, K. , Smith, D. , Wang, D. , & Tong, S. (2005). Formal dysphagia screening protocols prevent pneumonia. *Stroke*, *36*(9) , 1972 – 1976.

Jauch, E. C. , Saver, J. L. , Adams, H. P. , Bruno, A. , Connors, J. J. , Demaerschalk, B. M. ,... Yonas, H. (2013). Guidelines for the early management of patients with acute ischemic stroke: A guideline for health-care professionals from the American Heart Association/American Stroke Association. *Stroke*, *44*, 870 – 947.

Johnston, S. C. , Rothwell, P. M. , Nguyen-Huynh, M. N. , Giles, M. F. , Elkins, J. S. , Bernstein, A. L. , & Sidney, S. (2007). Validation and refinement of scores to predict very early stroke risk after transient ischaemic attack. *Lancet*, *369*, 283 – 292.

Kidwell, C. , Shephard, T. , Tonn, S. , Lawyer, B. , & Murdock, M. (2003). Establishment of primary stroke centers: A survey of physician attitudes and hospital resources. *Neurology*, *60*, 1452 – 1456.

Kruyt, N. D. , Nederkoorn, P. J. , Dennis, M. , Leys, D. , Ringleb, P. A. , Rudd, A. G. ,... Roos, Y. B. (2013). Door-to-needle time and the proportion of patients receiving intravenous thrombolysis in acute ischemic stroke: Uniform interpretation and reporting. *Stroke*, *44*, 3249 – 3253.

Langhorne, P. , Asplund, K. , Berman, P. , Blomstrand, C. , Dennis, M. , Douglas, J. ,... Wilhelmsen, L. (1997). Collaborative systematic review of the randomised trials of organised inpatient (stroke unit) care after stroke. *British Medical Journal*, *314*, 1151.

Latchaw, R. E. , Alberts, M. J. , Lev, M. H. , Connors, J. J. , Harbaugh, R. E. , Higashida, R. T. ,... Walters, B. (2009). Recommendations for imaging of acute ischemic stroke: A scientific statement from the American Heart Association. *Stroke*, *40*, 3646 – 3678.

Mahoney, F. , & Barthel, D. (1965). Functional evaluation: The Barthel index. *Maryland State Medical Journal*, *14*, 56 – 61.

Miller, E. L. , Murray, L. , Richards, L. , Zorowitz, R. D. , Bakas, T. , Clark, P. , & Billinger, S. A. (2010). Comprehensive overview of nursing and interdisciplinary rehabilitation care of the stroke patient: A scientific statement from the American Heart Association. *Stroke*, *41*, 2402 – 2448.

Morgenstern, L. B. , Hemphill, J. C. , Anderson, C. , Becker, K. , Broderick, J. P. , Connolly, E. S. ,... Tamargo, R. J. (2010). Guidelines for the management of spontaneous intracerebral hemorrhage: A guideline for healthcare professionals from the American Heart Association/American Stroke Association. *Stroke*, *41*, 2108 – 2219.

National Institute of Neurological Disorders and Stroke. (2013). *NIH Stroke Scale*. Retrieved from http://www. ninds. nih. gov/doctors/ NIH _ stroke _ scale. pdf

National Institutes of Health. (2003). *NHLBI issues new high blood pressure clinical practice guidelines*. Retrieved from http://www. nih. gov/news/pr/

may2003/nhlbi - 14. htm

Nilsen, M. (2010). A historical account of stroke and the evolution of nursing care for stroke patients. *Journal of Neuroscience Nursing*, *42*(1), 19 - 27.

Ovbiagele, B. , Goldstein, L. B. , Higashida, R. T. , Howard, V. J. , Johnston, S. C. , Khavjou, O. A. ,... Trogdon, J. G. (2013). Forecasting the future of stroke in the United States: A policy statement from the American Heart Association and American Stroke Association. *Stroke*, *44*, 2361 - 2375.

Philp, I. , Brainin, M. , Walker, M. F. , Ward, A. B. , Gillard, P. , Shields,

A. L. , & Norrving, B. (2013). Development of a poststroke checklist to standardize follow-up care for stroke survivors. *Journal of Stroke and Cerebrovascular Disease*, *22*(7), e173 - e180.

Pugh, S. , Mathiesen, C. , Meighan, M. , Summers, D. , & Zrelak, P. (2012). *Guide to the care of the hospitalized patient with ischemic stroke* (2nd ed. , rev.). AANN Clinical Practice Guideline Series. Retrieved from http://www. aann. org/pubs/content/guidelines. html

Rankin, J. (1957). Cerebral vascular accidents in patients over the age of 60. *Scottish Medical Journal*, *2*, 200 - 215.

Rosen, D. , & MacDonald, R. (2005). Subarachnoid hemorrhage Grading Scales: A systematic review. *Neurocritical Care*, *2*, 110 - 118.

Rosenfeld, C. (Ed.). (2013). *Overview of clinical trials*. Retrieved from http://www. centerwatch. com/clinical-trials/overview. aspx Sacco, R. L. , Kasner, S. E. , Broderick, J. P. , Caplan, L. R. , Connors,

J. J. , Culebras, A. ,... Vinters, H. V. (2013). An updated definition of stroke for the 21st century: A statement for healthcare professionals from the American Heart Association/American Stroke Association. *Stroke*, *44*, 2064 - 2089.

Schwamm, L. H. , Fayad, P. , Acker, J. E. , Duncan, P. , Fonarow, G.

C. , Girgus, M. ,... Yancy, C. W. (2010). Translating evidence into practice: A decade of efforts by the American Heart Association/American Stroke Association to reduce death and disability due to stroke. *Stroke*, *41*, 1051 – 1065.

Scommegna, P. (2012) *More U. S. children raised by grandparents*. Retrieved from http://www. prb. org/Publications/Articles/2012/ US-children-grand-parents. aspx

Shiel, W. C. , Jr. , & Stöppler, M. C. (Eds.) (2008). *Webster's New World Medical Dictionary* (3rd ed.). Hoboken, NJ: Wiley. Retrieved from www. medicinenet. com

Stein, J. (2013). *New therapies in stroke rehabilitation*. Retrieved from http://nyp. org/services/rehabmed/stroke-therapies. html

Xu, P. (2012). Using teach-back for patient education and self-management. *American Nurse Today*, *7*(3). Retrieved from http://www. americannurseto-day. com/Article. aspx? id = 8848&fid = 8812

索　引